Lea Dohm

Stark im Wandel

Wie wir die psychische Gesundheit der Zukunft gestalten

VANDENHOECK & RUPRECHT

Bibliografische Information der Deutschen Nationalbibliothek:
Die Deutsche Nationalbibliothek verzeichnet diese Publikation in der Deutschen Nationalbibliografie; detaillierte bibliografische Daten sind im Internet über https://dnb.de abrufbar.

Satz: SchwabScantechnik, Göttingen
Druck und Bindung: BALTO print, Vilnius
Printed in the EU

Vandenhoeck & Ruprecht Verlage | www.vandenhoeck-ruprecht-verlage.com
E-Mail: info@v-r.de

ISBN 978-3-525-46290-4

Inhalt

1 Beginn

Psychotherapie muss sich öffnen, breiter in die Gesellschaft hineinwirken. Wir müssen andere Wege der Versorgung finden und die ökologische Herausforderung muss damit Hand in Hand gehen. Beides hat sehr viel miteinander zu tun, zumal die Rahmenbedingungen auch etwas mit Menschen machen.

Silvia Schneider, Professorin für Kinder- und Jugendpsychologie, Ruhr-Universität Bochum

Die Welt, in der wir leben, ist in ständiger Veränderung – globale Krisen wie die COVID-19-Pandemie, ökologische Krisen, Kriege, Teuerung und Desinformationen prägen unsere Zeit. Die Krisen verändern sich ständig und prasseln über verschiedene Nachrichtenkanäle und Social Media auf uns ein. Die Herausforderungen durch die komplexen globalen Krisen betreffen uns alle. Doch als Fachkräfte für psychische Gesundheit sind wir im doppelten Sinne gefordert: Einerseits müssen wir unsere eigene Widerstandsfähigkeit stärken und uns selbst vor Überlastung schützen, andererseits tragen wir eine immense Verantwortung, um die psychische Gesundheit vieler Menschen zu fördern und zu bewahren. Gerechtigkeitstheoretische Ideale dürfen uns dabei ständig herausfordern, aber sie sollten uns nicht dauerhaft frustrieren oder überfordern.

Die globalen Krisen erfordern von uns eine kontinuierliche Auseinandersetzung und Weiterentwicklung – fachlich, methodisch und auch menschlich. Es ist hilfreich, die Krisen, Konfliktfelder und die mit ihnen verbundenen Veränderungen immer wieder aufs Neue ins eigene Fühlen, Denken und Handeln zu integrieren. Das hatte kaum jemand in der eigenen Lebensplanung so vorgesehen – zum Beispiel, dass die Klimakrise bis ans Lebensende einen Einfluss auf die eigenen Wünsche und Pläne haben würde. Doch nur wenn wir uns selbst als Fachgruppen den neuen Realitäten stellen, uns an sie anpassen und gleichzeitig die Gesellschaft, in der wir leben möchten, mitgestalten, können wir den Herausforderungen unserer Zeit ansatzweise gerecht werden. Inhaltlich geht es in diesem Buch somit nicht nur darum, eine eigene Krisenresilienz zu erlangen und diese im Behandlungsraum zu vermitteln. Das Berufsbild, aber auch das Menschsein, das ich beschreiben möchte, geht darüber hinaus. Es sollte gekennzeichnet sein von dosierter Hinwendung und einer aktiven, machbaren und somit hoffentlich nicht moralisierenden Auseinandersetzung mit den eigenen Werten, Verantwortungen und der eigenen Haltung.

Dieses Buch ist in gewisser Weise ein Appell an unsere Gemeinschaft, an die Gesamtheit der Psy.-Berufe. Damit meine ich Psycholog*innen, Psychotherapeut*innen, Psychiater*innen, aber generell auch Seelsorgende, Coaches, Beratende, und alle, denen der Schutz der psychischen Gesundheit unserer Mitmenschen am Herzen liegt. Es lädt dazu ein, innezuhalten, unsere Berufspraxis zu reflektieren und neue, innovative Wege zu finden, um sowohl unsere eigene psychische Gesundheit als auch die unserer Patient*innen und nachfolgender Generationen langfristig zu sichern. Nur wenn wir selbst den Krisen unserer Zeit kraftvoll begegnen, können wir unsere wichtige Aufgabe erfüllen: die psychische Gesundheit von so vielen Menschen wie möglich zu fördern und zu erhalten.

Hinweise für die Lektüre:

- Wenn ich im Buch von »wir« oder »uns« schreibe (siehe auch den Untertitel »Wie wir die psychische Gesundheit der Zukunft gestalten), meine ich in der Regel – sofern nicht anders gekennzeichnet – uns alle als Menschen auf dieser Erde.
- Welche äußeren Krisen uns gerade besonders beschäftigen, ändert sich ständig. Aufgrund der Dringlichkeit und der Prognosen, zum Beispiel vom World Economic Forum oder aus dem WeltRisikoBericht sowie der enormen Auswirkungen auf unsere Lebensgrundlagen und zivilisatorischen Errungenschaften, fokussiere ich mich in meinen Beispielen vor allem auf die Klimakrise (World Economic Forum, 2024; Bündnis Entwicklung Hilft/IFHV, 2024). Denn sie wird uns fortan begleiten und sich in absehbarer Zeit zuspitzen. Viele Aspekte der Klimakrise lassen sich auf andere gesellschaftliche und strukturelle Krisen übertragen. In diesem Sinne hat der Umgang mit der Klimakrise auch einen modellhaften Charakter.

- Ich habe mich in diesem Buch für das unter Engagierten übliche Duzen entschieden. Es bildet aus meiner Sicht besser ab, wie komplexe globale Krisen Hierarchien auflösen (übrigens auch die zwischen Patient*in und behandelnder Person), und dass wir als Menschen in unserer Antwort auf diese Krisen enger zusammenrücken und zusammenhalten sollten, anstatt uns auseinanderdividieren zu lassen. Ich freue mich deshalb sehr, liebe*r Leser*in, mit dir gemeinsam über Ziele und Lösungen nachzudenken.
- Im Buch erscheinen in dieser Schriftart einige etwas längere Zitate von Expert*innen, die ich im Zuge meiner Recherche befragt habe. Zu diesen Personen, die an diesem Buch mitgewirkt haben, findest du ausführlichere Beschreibungen im Personenverzeichnis am Ende des Buches.
- Mit diesem Buch wende ich mich nicht nur an ein fachliches Lesepublikum. Es soll Freude machen, anregen und nicht zu schwer zu lesen sein. Meine Überlegungen sind bewusst interdisziplinär angelegt. Vor dem Hintergrund globaler Krisen halte ich es für notwendig, fachliche Grenzen zu überschreiten und die Stärken interdisziplinärer Zusammenarbeit zu nutzen und zu fördern. Insofern wende ich mich auch an Leser*innen, die mit fachlichen Fragen möglicherweise nicht vertraut sind. Ich habe versucht, diesem Umstand gerecht zu werden und komplexe Sachverhalte mit anschaulichen Beispielen ergänzt.
- In der Mitte des Buches finden sich zwei Sonderkapitel, das »Dooming«- und das »Sunshine«-Kapitel. Sie sollen dazu einladen, mögliche eigene Hoffnungen und Ängste ins Bewusstsein zu holen. Bei beiden Kapiteln handelt es sich nicht um wissenschaftliche Vorhersagen, sondern um subjektive Einschätzungen von Kolleg*innen und Menschen, die sich schon seit vielen Jahren mit den globalen Krisen beschäftigen.
- Dieses Buch ist aus der Perspektive einer privilegierten, weißen Frau geschrieben. Ich halte es allerdings für notwendig, dass globale Herausforderungen aus vielen unterschiedlichen Perspektiven betrachtet werden. Nur so lassen sich Probleme und Lösungsansätze sichtbar machen, die einer Europäerin wie mir vielleicht verborgen bleiben würden. Der Epilog dieses Buches stellt einen Versuch dar, den Blick in dieser Hinsicht zu öffnen.

Es wäre mir eine große Freude, wenn du nach diesem Buch Lust bekommst, dranzubleiben und dich weiter mit diesen Themen zu beschäftigen. Dazu kannst du mir gerne eine E-Mail schreiben (leadohm@posteo.de) oder mir auf Social Media folgen (@LeaDohm).

Wir erleben aktuell eine Pandemie der Einsamkeit und Hilflosigkeit. Trotzdem halten wir vielerorts an selbstzerstörerischen Strukturen fest, die über die letzten Jahrzehnte in sämtlichen gesellschaftlichen Bereichen aufgebaut wurden. Um das zu ändern - und die menschliche Lebensgrundlage inklusive der planetaren Belastungsgrenzen nicht weiter überzustrapazieren –, brauchen wir dringend die gesamtgesellschaftliche Anerkennung einer einfachen Tatsache: Wir sind emotional-soziale Wesen!

Dr. Maren Urner, Neurowissenschaftlerin, Professorin für Sustainable Transformation an der FH Münster

2 Krankmachendes – globale Herausforderungen bedingen psychische Belastung

Sarah ist 38 Jahre alt, Mutter von zwei Kindern im Grundschulalter und arbeitet als Krankenschwester. Ihre Schichten wechseln zwischen Früh-, Spät- und Nachtschichten und verlangen – obwohl sie ihren Beruf liebt – sowohl körperlich als auch emotional einiges von ihr ab. Nach der Arbeit wartet auf sie die Versorgung ihrer Kinder, deren Hausaufgaben, notwendige Einkäufe und Haushalt. Sarah möchte auch ihre Partnerschaft, Familie und Freundschaften nicht vernachlässigen. Ihre Erschöpfung ist hoch, selbst nachts findet sie, vermutlich auch infolge der Wechselschichten, kaum Ruhe. In ihrem Kopf läuft stets eine lange Liste mit, was sie am nächsten Tag zu tun hat und wie sie ihre Dienste mit der Kinderbetreuung organisatorisch vereinbaren kann. Sarah fühlt sich zunehmend überfordert und sucht deshalb Hilfe in einer Psychotherapie.

In den Sitzungen schildert sie ihre innere Zerrissenheit, den ständigen Stress und die fehlende Unterstützung. Doch obwohl sie sich bemüht, Strategien zur Entlastung zu finden und auszuprobieren, bleiben diese im Ergebnis oft ohne längerfristige Wirkung. Sowohl der Psychotherapeutin als auch Sarah wird deutlich: Das Problem ist nicht nur psychologischer Natur, sondern eine tiefgehende zeitliche, organisatorische und emotionale Überforderung, die sie nicht allein durch Therapiesitzungen bewältigen kann. Die Therapie kommt an Grenzen, da sich die strukturellen Probleme eines solchen Alltags psychotherapeutisch kaum lösen lassen. Sarah verlässt die Sitzungen oft mit dem guten Gefühl, dass ihr zugehört und sie verstanden wird; aber auch mit dem Eindruck, dass die Lösung ihrer Situation jenseits der Möglichkeiten der Psychotherapie liegt.

Schichtarbeit, beruflich und privat anspruchsvolle Care-Arbeit, finanzieller Druck und der anhaltende Versuch von Selbstoptimierung, um den äußeren Ansprüchen besser gerecht zu werden: Sarah, die Krankenschwester, zeigt uns mit ihrer Lebenssituation bereits mehrere zentrale äußere Einflüsse auf psychische Gesundheit auf, die heute viele Menschen betreffen. Wer in Beratung oder Therapie arbeitet, ist früher oder später mit einer Sarah konfrontiert – oder ist selbst von derartigem äußeren Druck betroffen. Die Begrenztheit der eigenen Methodik zu spüren, kann hilflos machen. Die größeren, äußeren, gesellschaftlichen und ökologischen Krisen, die solche psychischen Beschwerden mitverursachen, sind an diesem Punkt in der Behandlung möglicherweise noch gar nicht explizit erwähnt. Dennoch sind sie stets im Hintergrund wirksam und mit dem Anliegen unseres Gegenübers (und uns selbst) verstrickt.

Selbstverständlich kann etwa eine klassische Psychotherapie mit ihrem vielfältigen Methodenkoffer auch Patient*innen wie Sarah helfen, ihre Lebenssituation zu reflektieren und weiterzuentwickeln, Entlastung zu finden und damit bestenfalls einer Verschlimmerung der Symptomatik oder Chronifizierung vorzubeugen. Unbeeinflusst davon steht daneben die Erkenntnis, dass psychische Gesundheit nur zusammen mit ausreichend guten äußeren Lebensbedingungen erhalten werden kann. Wie solche gesunderhaltenden Rahmenbedingungen aussehen sollten, kann für Einzelne ganz unterschiedlich ausfallen und sich je nach Lebenssituation zudem ständig weiterentwickeln. Ein endgültiges Modell einer Gesellschaft, die psychische Gesundheit fördert, ist schwer vorstellbar. Stattdessen braucht es für die vielen unterschiedlichen Bedürfnisse von Menschen vermutlich auch viele verschiedene, jeweils passende Rahmenbedingungen, zwischen denen wir uns je nach eigener Bedürfnislage hin- und herbewegen können, und die bestenfalls wechselseitig mit Respekt und Wertschätzung betrachtet werden.

Es ist nicht nur in diesem Kapitel, sondern grundsätzlich unmöglich, alle krankmachenden Einflüsse der Gesellschaft auf unsere Psyche zusammenzutragen. Eine Fokussierung auf einige zentrale Faktoren ohne Anspruch auf Vollständigkeit ist nötig. Sinnvoll ist es vor allem, das eigene Gespür dafür weiterzuentwickeln, wo wir durch gesellschaftliche Rahmenbedingungen in unserer psychischen Gesundheit mitgeprägt werden. Diese Eindrücke können wir abgleichen mit den wissenschaftlichen Prognosen für die nächsten Jahre und schließlich schlussfolgern, wie sich unsere Umgebung und die gesellschaftlichen Rahmenbedingungen in den kommenden Jahren und Jahrzehnten weiterentwickeln können, sollen und zum Teil auch müssen, um psychische Gesundheit zu fördern.

In dieser Analyse wird sich zeigen: Gerade mit Blick auf die sich zuspitzenden ökologischen Krisen und ihren vielfältigen Folgen wird es wichtiger, das heute in der Medizin gebräuchliche biopsychosoziale Krankheitsmodell in seinen Implikationen bezüglich der sozialen Faktoren ernster zu nehmen und dieses schließlich zu erweitern (siehe Kapitel sechs). Hier eine erste Konfrontation mit einem langsilbigen, aber sachlich korrekteren Ausdruck: Wir brauchen ein biopsychosozialökologisches Krankheitsmodell.

Ein Ziel dieses Buches ist es, das Verständnis dafür zu schärfen, dass psychische Belastung und Symptombildung keineswegs ausschließlich, sehr oft noch nicht einmal vorwiegend, auf unserer individuellen Verarbeitung beruhen, sondern dass sämtliche Lebenswelten des Menschen bis hin zum Zustand unseres Planeten nicht ausgespart werden dürfen, wenn wir psychische Gesundheit fördern und erhalten möchten.

Selbstreflexion »Äußere Einflüsse auf meine Psyche«:

Schätz dich selbst auf den folgenden Skalen ein und definiere die wesentlichen Einflussfaktoren auf dein persönliches psychisches Wohlbefinden:

	TUT MIR GUT	MACHT MICH KRANK
Familie	◄──────	──────►
Freundschaften	◄──────	──────►
Beziehung	◄──────	──────►
Beruf	◄──────	──────►
Ehrenamt	◄──────	──────►
Care-Arbeit	◄──────	──────►
Hobbies	◄──────	──────►
Wohnsituation	◄──────	──────►
finanzielle Situation	◄──────	──────►
politische Lage	◄──────	──────►

Am meisten belastet mich gerade:

Reflektiere dann:

An welchen Punkten, die eher krank machen, kann Psychotherapie ansetzen, und an welcher Stelle bräuchtest du vor allem eine Veränderung von Rahmenbedingungen?

Die *systemische Psychotherapie* hat das Zusammenspiel von äußerer Struktur und psychischer Gesundheit lange erkannt und bezieht etwas konsequenter beispielsweise auch die Angehörigen ihrer Patient*innen in die Behandlung mit ein. Es ist ein großer Fortschritt des deutschen Gesundheitssystems, dass die systemische Psychotherapie inzwischen neben der Verhaltenstherapie, der tiefenpsychologisch fundierten Psychotherapie und der Psychoanalyse als Richtlinienverfahren zugelassen wurde und somit von den gesetzlichen Krankenkassen voll übernommen wird! Auch in der Kinder- und Jugendlichenpsychotherapie ist dieser systemische Fokus schon seit längerem üblich: Die sozialen Systeme, in denen sich die jungen Menschen bewegen, werden hier bereits regelhaft mit unter die Lupe genommen.

Systemische Psychotherapie versteht das Individuum explizit als eingebettet in verschiedene Kontexte, die in einer Behandlung dann regelhaft einbezogen werden. Berücksichtigt werden typischerweise das Familiensystem mit dessen Kommunikationsmustern und Rollen, das soziale System von Freundschaften und Nachbarschaft, der Arbeitsplatz und die beruflichen Beziehungen, kulturelle Normen, Werte und Überzeugungen, die jeweiligen gesellschaftlichen und politischen Systeme, aber auch die sogenannten intraindividuellen Systeme (z. B. innere Konflikte, Gedanken und Gefühle). In der systemischen Psychotherapie wird somit einbezogen (hier bewusst etwas verkürzt dargestellt), welche äußeren Strukturen und Muster mögliche Auswirkungen auf das Wohlbefinden der Patient*innen haben und wie diese weiterentwickelt werden können. Der Ausgangspunkt dieser Analyse bleibt jedoch immer der*die Patient*in selbst.

Das vorliegende Buch nimmt eine in Teilen ähnliche Betrachtung vor: Als Ausgangspunkt soll dabei aber nicht die psychische Gesundheit eines Individuums, sondern von so vielen Menschen wie möglich fokussiert werden. Dazu werden im Folgenden gesellschaftliche, politische und ökologische Rahmenbedingungen und Ideologien sowie ihre Auswirkungen auf die psychische Gesundheit beleuchtet.

Leitfragen werden sein:

- Was belastet unsere Psyche und macht uns krank?
- Wie sind die Prognosen für die kommenden Jahre und Jahrzehnte?

- Wie können wir in Anbetracht der sich verändernden äußeren Rahmenbedingungen psychische Gesundheit erhalten und fördern (auch bei uns selbst)?
- Was bedeutet das konkret für die Psy.-Berufe? (Den Ausdruck »Psy.-Berufe« verwende ich im Buch vereinfachend für Psycholog*innen, Psychotherapeut*innen, Psychiater*innen. Die meisten der hier beschriebenen Themen gelten aber genauso für Berufsgruppen wie Mediziner*innen, Ergotherapeut*innen, Krankenpflege Seelsorgende, Coaches u. v. m.)
- Was bedeutet es für dich persönlich und was kannst du tun, um psychisch so gesund wie möglich zu bleiben oder zu werden?

Zu bedenken ist dabei: Die Untersuchung der psychischen Beschwerden, die sich beispielsweise auf die Klima- und Umweltkrise zurückführen lassen, ist ein dynamisches und junges Forschungsfeld, in dem ständig mit neuen Erkenntnissen gerechnet werden kann. Gesellschaftliche Entwicklungen sind zudem bekannterweise ebenfalls sehr dynamisch: Was heute in den Medien präsent ist, kann morgen schon wieder ganz anders aussehen. Die Entwicklungen der KI sind rasant, ihre Einflüsse unabsehbar und in einer enormen Bandbreite zwischen sehr positiv und dystopisch denkbar. Zudem sind die Krisenfelder nicht isoliert zu betrachten, sondern mitunter komplex und kaskadierend miteinander verknüpft.

Drei Beispiele (Bündnis Entwicklung hilft/IFHV, 2024; Clayton, Manning, Speiser u. Hill, 2021):

- Bei voranschreitenden ökologischen Krisen steigt die Wahrscheinlichkeit für soziale Konflikte, gesellschaftliche Segmentierungsprozesse, die Radikalisierung und Entdemokratisierung von Gruppen.
- Der russische Angriffskrieg auf die Ukraine führte zu einem Rückgang der Getreideexporte und damit zu einer erhöhten Ernährungsunsicherheit in vielen Regionen, auch weit abseits der Ukraine.
- Ein Erdbeben vor Japan löste einen Tsunami aus, der ein Atomkraftwerk überflutete. Es kam zu einer nuklearen Katastrophe.

In diesem Kapitel folgen exemplarisch zwei Großbaustellen und einige ihrer Auswirkungen auf die psychische Gesundheit, um unser

Gespür über große Entwicklungen und ihre komplexen Einflüsse zu schärfen: der Arbeitswelt im Kapitalismus und der Klimakrise mit ihrer besonderen psychischen Gefährdung durch Hitzeereignisse. Es können nicht alle Probleme der Welt hier dargestellt werden und es ist herausfordernd, sich angemessen zu fokussieren. Ich möchte andere Krisen und wichtige Entwicklungen damit nicht herunterspielen. Doch es soll in diesem Buch anschließend vor allem um grundsätzliche Krisenresilienz und somit um Lösungen, Handlungsmöglichkeiten und transformative Herausforderungen für unsere Berufsgruppen und dich persönlich gehen, die helfen, unsere eigene psychische Gesundheit und die aller Menschen zu schützen.

Arbeitswelt und Kapitalismus

Zu Beginn des Kapitels haben wir bereits Sarah kurz kennengelernt, die überarbeitete Mutter und Krankenschwester auf der Suche nach Entlastung. Es gibt viele Menschen mit unterschiedlichen privaten und beruflichen Hintergründen, die ihr Schicksal der Dauer(über)belastung teilen. Vom Alter her gehört Sarah zu den sogenannten »Millennials«, das heißt der »Generation Y«, die in den Jahren vor der Jahrtausendwende geboren wurde. Diese Generation achtet bereits mehr als die vorangegangenen auf die sogenannte »Work-Life-Balance«, also auf eine ausgewogene Balance zwischen Arbeit und Privatleben. Sie sucht nach flexiblen Arbeitszeiten und -modellen, die es ermöglichen, sowohl private als auch berufliche Ziele zugleich zu verfolgen. Doch viele Millennials stehen finanziell wie personell unter Druck: Ihre Vorgesetzten, oft aus der Generation der sogenannten »Babyboomer«, sind noch in einer Arbeitswelt groß geworden, die anders aussah, die vor allem ganz zentral auf Leistung und Profit ausgerichtet war (Speck, 2024).

Das Aufeinandertreffen dieser Haltungen spiegelt den Wandel wider, den die Arbeitswelt heute erlebt und der in diesen unterschiedlichen Grundhaltungen der Generationen sein Abbild findet. Doch während die heute 55- bis 69-Jährigen finanziell noch über eine vergleichsweise bessere Absicherung verfügen, reicht es in den meisten jüngeren Familien heute nicht mehr, wenn nur eine

Person berufstätig ist. Wohneigentum scheint für viele trotz harter Arbeit außer Reichweite (Oberst, Lerbs u. Hiller, 2024) und die ökologischen Krisen bereiten vielen jungen Menschen Sorgen und lassen sie die Grenzen unseres Wirtschaftssystems erahnen (Hickman et al., 2021). Der Druck von außen nimmt zu, insbesondere auf jüngere Menschen.

Mareike Schulze, Psychotherapeutin und seit vielen Jahren in eigener Praxis niedergelassen, erlebt diesen Wandel auch in den Schilderungen ihrer Patient*innen. Sie schreibt:

Steigende Lebenshaltungskosten und wirtschaftliche Instabilität setzen Menschen stark unter mitunter existenziellen Druck. Auch viele Arbeitsbedingungen an sich sind psychisch belastend: Erfolgsdruck, verschwimmende Grenzen zwischen Beruflichem und Privatem, unsichere Arbeitsverhältnisse. Diese Faktoren können zu chronischem Stress und Ängsten führen. Ein nicht zu vernachlässigender Aspekt ist die zunehmende soziale Isolation, mitunter bedingt durch die zunehmende Digitalisierung, was zu Einsamkeit bis hin zur Depression führen kann. Die sozialen Medien erhöhen zudem den Selbstoptimierungsdruck, weil Menschen sich mehr vergleichen, aber sie auch permanent mit vermeintlich idealen Lebensentwürfen konfrontiert sind, die es zu erreichen gilt. Dies kann zu einer starken Überforderung und chronischem Stress führen bis hin zum Burn-out.

Der Druck, ausreichend Geld zu verdienen, um den eigenen Lebensstandard wenigstens gleichbleibend halten zu können, belastet viele Menschen. Auch negative Folgen für die psychische Gesundheit können daraus resultieren, insbesondere wenn existenzielle Sorgen, chronischer Stress und Arbeitsdruck hinzukommen. Der Druck, den eigenen Lebensstandard zu halten, kann durch vermeintliche oder reale gesellschaftliche Erwartungen und Vergleiche mit anderen verstärkt werden, zu zusätzlichem Stress und Frustrationen führen und sich negativ auf das eigene Selbstwertgefühl auswirken.

Prof. Dr. Hartmut Rosa, Soziologe und Politikwissenschaftler an der Universität Jena und Direktor des Max-Weber-Kollegs in Erfurt, untermauert Mareike Schulzes klinische Beobachtung mit seiner Forschung zu Zeitdiagnose und den empirischen Grundlagen von Gesellschaftskritik. Im Interview erläutert Rosa, dass wir heute in einer Gesellschaft leben, die auf genau dieses permanente Wachstum und die Beschleunigung angewiesen ist, um sich selbst zu erhalten (taz, 2022). Dies zwinge viele Menschen zu einer ständigen Selbstoptimierung, auch zu einem aggressiven Umgang mit der Natur und dem Blick auf andere als potenzielle Konkurrenz. Die frühere Grundhaltung, dass das eigene harte Arbeiten dazu führe, ein freies, besseres Leben zu schaffen und einen Mangel zu überwinden, sei dabei heute nicht mehr zu halten. Stattdessen geht es aus Sicht von Hartmut Rosa nun viel mehr darum, dass Eltern für ihre Kinder das bewahren wollen, was sie haben, gleichzeitig jedoch – etwa mit Blick auf die Klimakrise oder geopolitische Konflikte – das Schlimmste befürchten.

Hartmut Rosa bestätigt mit seiner Forschung den von vielen Menschen subjektiv so wahrgenommenen Wandel der Arbeitswelt, der sich auch darin zeigt, mit welchen veränderten Bedürfnissen (psychische Gesundheit, Zeit, Sinnerleben) jüngere Generationen auf ihre berufliche Zukunft blicken. Während aktuell die unterschiedlichen intergenerationalen Perspektiven und Erwartungen oft noch scheinbar unvereinbar nebeneinanderstehen und wechselseitig für Unmut sorgen können, scheint einigen Menschen subjektiv klar: Die Ausnutzung von Arbeitskräften für die Profitmaximierung macht Menschen (psychisch) krank.

Liegen diese Probleme in unserem Wirtschaftssystem, dem *Kapitalismus*, begründet?

Für eine solche Analyse ist es wichtig, sich zu vergegenwärtigen, was Kapitalismus ausmacht. Kapitalismus meint unsere Wirtschafts- und Gesellschaftsordnung mit den folgenden drei Merkmalen (bpb, undatiert):

- privates Eigentum der Produktionsmittel (Fabriken, Maschinen …),
- Gewinnmaximierung,
- Steuerung der Wirtschaft über den Markt selbst.

Arbeitende sind in einem solchen System von den Kapitalbesitzer*innen wirtschaftlich abhängig und drohen damit, kapitalismuskritischen Schriften zufolge (siehe auch die Theorie von Karl Marx), ausgebeutet zu werden, wenn ihnen der Profit der Unternehmen vorenthalten wird. Das ist eine Schattenseite des Kapitalismus: Einige wenige Kapitalbesitzer verfügen über sehr viel Geld und Macht und versuchen in der Regel eher, ihren eigenen Gewinn zu maximieren, statt beispielsweise über faire Löhne etwas davon abzugeben.

Doch wie fällt die Bilanz des modernen Kapitalismus des deutschsprachigen Raums hinsichtlich psychischer Gesundheit aus? Tatsächlich hat der Staat hier in der Vergangenheit vielfach für das Gemeinwohl oder fairen Wettbewerb in das Marktgeschehen eingegriffen. Für die Rechte der Arbeiter*innen haben zudem die Gewerkschaften vieles erkämpft. In den Industrieländern des globalen Nordens hat der wirtschaftlich-technische Fortschritt auch zu großen sozialen Verbesserungen geführt und den Wohlstand für große Teile der Bevölkerung gesteigert (Dornes, 2016). Die Kindersterblichkeit ging immer weiter zurück, die Lebenserwartung stieg an (vgl. RKI, 2001).

Meine persönliche, auf den Erfahrungen meiner Arbeit bei der Deutschen Allianz Klimawandel und Gesundheit (KLUG) basierende Hypothese ist: Eine gute, moderne Gesundheitsversorgung ist heute ohne kapitalistisches Wachstum möglich. Auch wenn schlussendlich wieder Konkurrenz und Wettbewerb der (medizinischen) Wissenschaft und die damit verbundenen Hochspezialisierungen eben zu ihr führten. Denn selbst vor Forschung und Wissenschaft macht die kapitalistische Logik nicht halt – mehr Doktorand*innen, mehr Publikationen, mehr Drittmittel … Die Steigerungslogik (höher, schneller, weiter) ist im kapitalistischen System grundsätzlich problematisch. Der mit ihr verbundene Leistungsdruck und die ständige Beschleunigung setzen uns Menschen, vor allem auch Kindern und Jugendlichen, zu. Inzwischen wird immerhin erforscht, wie eine kapitalismusunabhängige Sozialpolitik der Zukunft gestaltet werden kann, etwa vom Deutschen Institut für Interdisziplinäre Sozialpolitikforschung (DIFIS).

Der Sozialforscher Hartmut Rosa fasst die Gemengelage zusammen: Der Kapitalismus ist nicht an allem Schuld. Er ist in seiner Ausprägung, wie Karl Marx ihn bemängelte, zudem heute in verschiedener Hinsicht überholt (bpb, undatiert; Helmholtz-Zentrum für Umweltforschung, undatiert). Gleichzeitig bleibt die zugrunde liegende Kritik selbstverständlich hochrelevant und bedarf ständiger Reflexion.

Die Auswirkungen des Kapitalismus auf die psychische Gesundheit sind enorm vielseitig und komplex. Sie unterscheiden sich zum Beispiel nach Positionierung, Hierarchiestufe oder finanzieller Absicherung und sind insgesamt immer eng verbunden mit den jeweiligen Gegebenheiten der *Arbeitswelt* und ihrer subjektiven Verarbeitung (Prins, Bates, Keyes u. Mutaner, 2015). Die oben beschriebene Annahme, dass der Kapitalismus grundsätzlich psychisch krank mache, ist wissenschaftlich nicht zu halten. Für verschiedene Arbeitsbedingungen kann man die pathogenen Einflüsse aber sehr deutlich aussprechen, ebenso für Armut.

Armut

Was schon seit vielen Jahren bekannt ist: Armut macht krank und lässt Menschen vorzeitig versterben. In den vergangenen Jahren hat sich die finanzielle Ungleichheit von Bevölkerungsgruppen sogar noch weiter verstärkt (Lampert, Hoebel, Kuntz, Müters u. Kroll, 2017; Hoebel et al., 2024).

Bei sämtlichen aktuellen Krisen (Klimakrise, Pandemie, gewaltvolle Konflikte ...) sind ärmere Menschen stärker betroffen, obwohl sie in aller Regel deutlich weniger zur Entstehung der Krisen beitragen. In der Klimakrise wird dies besonders deutlich: Die reichsten 10 % der Weltbevölkerung verbrauchten beispielsweise seit 1990 ein Drittel des Emissionsbudgets, die ärmere Hälfte verbrauchte nur 4 %. In Deutschland emittierten 2019 die reichsten 1 % pro Kopf 20 × so viel wie die ärmeren 50 % und waren damit für mehr als 10 % der deutschen Emissionen verantwortlich. Eine absehbare weitere Zunahme der Teuerung, zum Beispiel durch Klimakrisenfolgen wie Ernteausfälle nach Extremwetterereignissen, verschärft die Situation (Block, Falta, Wollmann, Alberts u. Geisenhainer, 2024; Flaute, Reuschel u. Stöver, 2022; Oxfam, 2020). Der Bundesgesundheitsminister Prof. Dr. Karl Lauterbach sagte dazu in seiner Eröffnungsrede des Kongresses »Armut und Gesundheit« am 5. März 2024: *»Es sind diejenigen, die ohnedies durch Vermögen und Einkommen schon privilegiert sind, die einen großen Anteil am Klimawandel haben, unter denen der größte Teil der armen Bevölkerung*

besonders leidet.« Dies sei eine *»unerträgliche Ungerechtigkeit«* und ein *»Makel unseres Gesundheitssystems«* (Gesundheit Berlin-Brandenburg, 2024).
In der Fachliteratur wird diskutiert, ob es eher die Ungleichheit in der Einkommensverteilung oder die Armut an sich ist, die psychosoziale Probleme begünstigt. Martin Dornes, Psychologe am Frankfurter Institut für Sozialforschung, stellte heraus, dass auch finanziell ärmere Menschen durch wirtschaftlichen Wohlstand, Rechtssicherheit, den gewachsenen Zugang zu Bildung und Toleranz gegenüber Minderheiten in ihrer Lebenszufriedenheit hinzugewonnen haben. Kapitalismus hat Massenwohlstand gefördert (Dornes, 2016) – doch diese eurozentristische Perspektive bedarf einer Reflexion, denn unser Wohlstandszugewinn im Globalen Norden ging in weiten Teilen auf Kosten anderer und die finanzielle Ungleichheit verstärkt sich.

Das Erleben von Armut zieht sich auf komplexe Weise durch alle Lebensbereiche und bedeutet unter anderem:

- mehr Stressfaktoren (z. B. Einkauf, kleinerer Wohnraum und angespannter Wohnungsmarkt, eingeschränkte Mobilität, Scham),
- geringere Bewältigungsmöglichkeiten bei Problemen und Krisen (z. B. Schäden können nicht ersetzt werden, Freizeit- und Erholungsmöglichkeiten, geringere Mobilität),
- erschwerter Zugang zu medizinischen Behandlungsmöglichkeiten,
- Stigmatisierung und soziale Ausgrenzung,
- ein deutlich erhöhtes Risiko, depressiv zu erkranken (Kroll, Müters u. Lambert, 2016).

Armut macht auf vielen unterschiedlichen Wegen körperlich und psychisch krank. Bereits Kinder und Jugendliche sind in ihrer psychischen Gesundheit benachteiligt, wenn sie in finanziell ärmeren Familien aufwachsen. So zeigten Forschende des Robert-Koch-Instituts, dass 23,1 % der Kinder und Jugendlichen aus Familien mit niedrigem Einkommen deutliche psychische Belastungen zeigten – im Vergleich zu 9,2 % der Gleichaltrigen aus der hohen Einkommensgruppe (Lampert u. Kuntz, 2019).

Selbstreflexion:

- In welchem Ausmaß fühlst du dich finanziell abgesichert und wie wirkt sich dies auf zentrale Lebensentscheidungen aus?
- Wie wird deine finanzielle Situation von Außenstehenden wahrgenommen?
- Welche Berufe und Tätigkeiten erfahren in unserer Gesellschaft eine besonders geringe oder besonders starke finanzielle Honorierung?

Arbeit, Kapitalismus und psychische Gesundheit ist ein weites, komplexes Feld und in der bisherigen Darstellung wurde die Frage nach dem persönlichen Sinnerleben der eigenen Arbeit noch überwiegend ausgespart. Insbesondere bei jüngeren Menschen gewinnt hierzulande der Wunsch an Relevanz, für einen Arbeitgeber zu arbeiten, der die eigenen Werte abbildet (WEF, 2022). Verständlich: Ein solches Sinnerleben, überhaupt ein wertekonformes Leben stärkt die psychische Gesundheit – und auch die Bindung an den Arbeitgeber (Dohm u. Bühn, 2023).

Bei der Recherche treffe ich auf jemanden, der seine wissenschaftliche Arbeit dem Thema »Wandel der Arbeitswelt« und der Frage nach sinnvoller Arbeit gewidmet hat: Dr. Hans Rusinek, Arbeitsforscher und New Work-Spezialist von der Universität St. Gallen. Ich schreibe ihm eine E-Mail und frage nach: Welche Eigenschaften des Arbeitslebens, des Kapitalismus, der modernen Gesellschaft sind aus Ihrer Sicht eine psychische Belastung, überfordernd oder krankmachend? Während unseres Kontakts wechseln wir zum »Du«. Er antwortet:

Ich identifiziere vier Erschöpfungskrisen in der Arbeitswelt.

1. Persönliche Erwartungskrisen: Wo sich Hoffnungen, Versprechen und Erwartungen an die Arbeit einfach nicht einlösen. Da ist die Karotte mit der Beförderung und damit renne ich mich wund oder merke am Ende, dass es all die Arbeit nicht wert war, oder sogar: dass dann nur noch mehr Arbeit kommt.
2. Arbeitsspezifische Belastungskrisen: Wo sich die körperliche Seite verändert hat: Ich muss den ganzen Tag am Bildschirm sitzen, obwohl ich doch eigentlich mal Schweißen gelernt habe und gerne mit Metall arbeite.

Ich kriege es nicht mehr hin, als Pfleger Patientinnen zu heben und das macht mich krank.

3. Branchenspezifische Anerkennungskrisen: Hier hat sich die Einschätzung der Branche verändert: Ich war mal stolz, Automobilmanager zu sein, weil man damit in der Nachbarschaft ein ziemlich doller Hecht ist. Heute fragen mich alle nur noch, warum ich den Planeten kaputt machen will. Oder aber: Ich arbeite in der Pflege und die Gesellschaft gibt mir keine monetäre Anerkennung, nur ein müdes Klatschen auf dem Altbaubalkon.
4. Systemische Polykrisen: Die kommen von außen, aber machen natürlich was mit uns. Wir legen die erschütternden Erfahrungen unserer Gegenwart nicht einfach mit Arbeitsbeginn ab. Wir tragen sie mit zur Arbeit und wenn ich dort nicht das Gefühl habe, dass ich mit meiner Arbeit produktiv Probleme unserer Zeit löse (also sozialen Zusammenhalt, Klimaschutz oder andere Krisenlösungen bearbeite), dann verschärfe ich die Sache nur noch.

Die Beobachtung, dass sich durch die äußeren, insbesondere die ökologischen Krisen, bestimmte Branchen und Berufe verändern, ist ein deutliches Anzeichen für die wohl größte Herausforderung, vor der der Kapitalismus in seiner bisherigen Form heute steht. Berufe wie der von Hans Rusinek genannte Automobilmanager verlieren nicht ohne Grund an Bedeutung und Ansehen. Viele, insbesondere jüngere Menschen erkennen zunehmend, an welchen Stellen ihr eigenes Arbeitsumfeld ihrer eigenen Gesundheit und dem Planeten mehr schadet als nützt und möchten diese Tätigkeiten nicht mehr ausüben. Das Streben nach unbegrenztem Wachstum, das dem kapitalistischen System innewohnt, erweist sich auf Dauer als nicht tragfähig. Es beruht auf der Annahme, dass Ressourcen unendlich verfügbar sind oder zumindest einfach weiter durch andere Rohstoffe ersetzt werden könnten – eine Vorstellung, die in einer endlichen Welt mit begrenzten natürlichen Ressourcen zwangsläufig an ihre Grenzen stößt.

In den vorangegangenen Absätzen habe ich aus einer eurozentristischen Perspektive einen Aspekt gänzlich außer Acht gelassen, den man nicht außer Acht lassen darf: Die Ungerechtigkeit des kapitalistischen Wirtschaftens wird dann besonders deutlich, wenn wir den Blick auf den Globalen Süden richten. Während industrialisierte Länder wie Deutschland überproportional von den Ressourcen und dem derzeitigen Wirtschaften profitieren, tragen viele Regionen des Globalen Südens die schwersten Lasten der damit verbundenen Umweltzerstörung und der Klimakrise, ohne maßgeblich zu deren Ursachen beigetragen zu haben oder am Wohlstand und den zivilisatorischen Errungenschaften wie einer modernen Gesundheitsversorgung in gerechter Weise beteiligt worden zu sein.

Der Kapitalismus fördert ein Wirtschaftssystem, in dem ressourcenreiche Länder des Globalen Südens systematisch ausgebeutet wurden und werden, um den Konsum in den Industrienationen zu bedienen. Die Nutzung ihrer Ressourcen führt dort vor Ort zu massiven Umweltzerstörungen, während die entsprechenden Regionen von den wirtschaftlichen Gewinnen kaum profitieren. Zudem beschleunigt die Industrie mit ihren Treibhausgasemissionen die Klimakrise und damit die Verwundbarkeit dieser Länder gegenüber Naturkatastrophen und sozioökonomischen Krisen.

Und auch die intergenerationale Perspektive fehlt: Ebenfalls hart und ungerecht treffen die mit dem Kapitalismus bisher untrennbar verbundenen ökologischen Krisen die nachfolgenden Generationen, die die Folgen unseres gegenwärtigen Wirtschaftens ausbaden müssen, obwohl sie keinen Einfluss auf die aktuellen Entscheidungen haben. Wir hinterlassen unseren Kindern und Enkeln eine Welt, die von Erschöpfung, Zerstörung und Instabilität geprägt ist. Zudem werden ökologische Schulden angehäuft, die spätere Generationen beispielsweise durch die Zunahme von Extremwetterereignissen und den Verlust biologischer Vielfalt ertragen müssen. Unser heutiges Streben nach kurzfristigem Profit verengt den Handlungsspielraum für zukünftige Generationen, um nachhaltige Lösungen zu finden (vgl. Bundesverfassungsgericht, 2021).

Bei allen zivilisatorischen Errungenschaften, dem Wohlstandswachstum der vergangenen Jahrzehnte und damit auch der sehr guten Gesundheitsversorgung: Die Klima- und Umweltkrise ist mittlerweile so riesig, dass sie die sofortige Reform unseres derzeitigen Wirtschaftssystems rechtfertigt. Der Kapitalismus mit seiner Gier nach unbegrenztem Wachstum ist ungerecht, schadet enorm vielen Menschen, zerstört Lebensgrundlagen und befeuert die Klimakrise. Was in vergangenen Jahrzehnten einen

Zugewinn an Gesundheit, Freiheit und Wohlstand bedeutete, kehrt sich heute um. Glücklicherweise gibt es Alternativen wie die Postwachstumsökonomie oder Degrowth-Konzepte, die auf Kooperation, Solidarität und Achtsamkeit beruhen (Brockhaus, 2020) und sich damit zugleich als für die psychische Gesundheitsförderung nützlich erweisen. Wir kommen später im Buch noch einmal darauf zurück. Bis dahin bleibt festzuhalten: Der Blick auf den Kapitalismus darf nicht an Ländergrenzen oder zwischen den Generationen enden.

Klimakrise

Die Klimakrise schadet der psychischen Gesundheit? Oh ja! Und dies kann tatsächlich auf ganz unterschiedlichen Wegen der Fall sein: Direkt und indirekt, akut und chronisch, individuell oder gemeinschaftlich.

Ein paar Beispiele, um diese Zusammenhänge zu verdeutlichen:

1. Alexa ist 13 Jahre alt, hat in der Schule von der Klimakrise erfahren, zu Hause weitergelesen und hat nun Angst vor der Zukunft. Die anderen Menschen in ihrem Umfeld interessiert das Thema gar nicht so sehr. Alexa fühlt sich allein, nicht ernstgenommen und zieht sich häufiger aus ihrem Freundeskreis zurück.
2. Bastian ist 17 Jahre alt, lebt im Globalen Süden und kommt aus einer Familie, die ihren Lebensunterhalt mit der Landwirtschaft verdient. Infolge einer anhaltenden Dürre und damit verbundenen geringeren Einnahmen musste er vor einigen Monaten gemeinsam mit seinem älteren Bruder sein Dorf und seine Familie verlassen und in der Stadt nach Arbeit suchen. In der neuen Stadt ist er häufig traurig, fühlt sich fremd und unsicher und hat Angst vor der Zukunft.
3. Carmen ist fünf Jahre alt und geht gerne in den Kindergarten. Eines Tages wird dieser von einem heftigen Starkregen derart unter Wasser gesetzt, dass er über mehrere Wochen geschlossen und saniert werden muss. Carmens Eltern sind wegen der Zusatzbelastung durch die fehlende Kinderbetreuung gestresst und streiten viel, sie selbst vermisst ihre gleichaltrigen Freund*innen und ist weniger fröhlich.

4. Dietmar ist 72 Jahre alt, alleinstehender Rentner in einer Dachgeschosswohnung und leidet an einer Lungenerkrankung. Wenn es im Sommer sehr heiß ist, verschlechtert sich sein Gesundheitszustand. Dietmar macht das Angst und er fühlt sich überfordert, nervös und gereizt. In diesem Zustand möchte er auch nicht mehr an seiner Skatrunde teilnehmen.
5. Emily ist 33 Jahre alt und seit Jahren engagiert für den Klimaschutz. Sie organisiert Demonstrationen, schreibt an Politiker*innen und vieles mehr. Aber viele Leute hören ihr gar nicht richtig zu und es tut sich wenig. Sie fühlt sich müde, ausgebrannt und überlastet. Sie macht sich Sorgen um die Zukunft, schläft unruhig und kann sich bei der Arbeit schlechter konzentrieren.
6. Familie Funke diskutiert viel über die Klimakrise und ist dabei völlig unterschiedlicher Meinung: Der Vater macht sich große Sorgen. Die Mutter findet das überzogen und ärgert sich, weil sie gerne mit der Familie eine Kreuzfahrt unternehmen möchte. Die Kinder sind gestresst von der schlechten Stimmung zu Hause und den andauernden Konflikten. Manchmal haben sie den Eindruck, sich zwischen den Haltungen der Eltern entscheiden zu müssen.
7. Gustav ist 48 Jahre alt, Schichtleiter im Braunkohletagebau und stolz auf seinen Job. Er ist genervt, dass seine Arbeit jetzt plötzlich falsch sein soll und möchte an dem Lebensstil, den er sich erarbeitet hat, auch gar nichts ändern. Wenn er hört, was die Grünen so fordern, macht ihn das richtig ärgerlich. Gegenüber seiner Tochter, die zum Studium in die Großstadt gezogen ist, vermeidet er dieses Thema inzwischen völlig, weil es ständig zu Konflikten führt.
8. Henrike ist Klimawissenschaftlerin, hat eine sehr wichtige Entdeckung über die gravierende Erhitzung der Ozeane gemacht, aber niemand scheint sich dafür zu interessieren. Sie ist frustriert, fühlt sich allein mit ihrer Sorge und durch ihre Arbeit manchmal von ihren Freund*innen und langjährigen Hobbies entfremdet.
9. Ida ist acht, lebt in einer Großstadt und leidet an Asthma. Sie kann nicht mehr so schnell laufen wie früher, weil sie dann Luftnot bekommt. Sie fühlt sich durch ihre Einschränkungen belastet und im Spiel mit ihren Freund*innen manchmal ausgeschlossen. Für den Notfall hat sie jetzt immer ein Spray dabei, sie hat aber Angst, dieses nicht bedienen zu können, wenn ihre Eltern nicht dabei sind. Daher bleibt sie jetzt mehr zu Hause.

10. Jetensfeld ist ein kleines Dorf, neben dem eine neuer großer Windpark gebaut werden soll. Das Projekt ist unter den Einwohner*innen stark umstritten und sorgt für hitzige Diskussionen und Spannungen, die es früher im Dorf so nicht gab. Der Konflikt geht so weit, dass sich einer der Windkraftgegner abends nicht mehr zum Stammtisch traut, weil ihm die Stimmung ihm gegenüber bedrohlich erscheint.

(Selbst-)Reflexion:
Ist die psychische Belastung, die in den zehn Fallbeispielen beschrieben wird, eher
- eine direkte oder indirekte Folge der Klimakrise,
- eine akute oder eine längerfristige/chronische Auswirkung,
- eine individuelle oder soziale Folge?

Von welchen dieser psychischen Belastungen bist du selbst betroffen oder könntest es zukünftig sein? Welche dieser Belastungen betreffen Menschen, die du persönlich kennst?

Die Kurzbeispiele machen deutlich: Die voranschreitende Klimakrise schadet auf ganz unterschiedlichen Wegen und oft in erheblichem Ausmaß unserer psychischen Gesundheit.

Die Auswirkungen entstehen
- direkt (z. B. in Form von Traumatisierungen nach Extremwetterereignissen oder durch Hitze),
- indirekt (als Folge von klimawandelbedingten Veränderungen und Konflikten, z. B. nach Flucht und Migration, durch soziale Konflikte und Ressourcenengpässe, durch eingeschränkte Infrastruktur, die Zunahme akuter oder chronischer körperlicher Erkrankungen oder durch eine wachsende Belastung von Bezugspersonen) sowie
- durch die belastende innere Auseinandersetzung mit der Bedrohung (z. B. in Form von Klimastress, Klimaangst oder Trauer angesichts der sich verändernden Natur) (Gebhardt et al., 2023; Clayton et al., 2021).

Louisa Schneider, die als Klimareporterin unter anderem für den SWR und Greenpeace gearbeitet hat, und zu diesem Zweck zu fünf

Klimakipppunkten unseres Planeten gereist ist, berichtet mir auf meine Anfrage per Mail zu den von ihr wahrgenommenen psychischen Belastungen:

Nach meiner Einschätzung belasten uns vor allem die ständige Konfrontation mit der Klimakrise, die soziale Ungleichheit und die politische Instabilität. Die fortlaufenden Umweltauswirkungen – von Naturkatastrophen bis zum Artensterben – erzeugen große Ängste und Stress. Dazu kommt das Gefühl der Ohnmacht, wenn man sieht, wie soziale und wirtschaftliche Ungleichheiten immer größer werden und wie wenig effektiv die politischen Maßnahmen gegen diese Krisen sind. Auch der ständige Konsum von negativen Nachrichten und Fehlinformationen kann die psychische Gesundheit stark beeinträchtigen. Die Unsicherheit über die Zukunft trägt zusätzlich zur Belastung bei. Es ist entscheidend, diese Belastungen ernst zu nehmen und durch gemeinschaftliches Handeln für eine gerechtere und nachhaltigere Welt einzutreten.

Wie im Zitat angerissen: Insbesondere die indirekten psychischen Folgen der Klimakrise umfassen eine enorm große Gruppe von teils komplexen Belastungen, die es schwer bis unmöglich machen können, die Auswirkungen eindeutig der Erderhitzung zuzuordnen. Gleichzeitig wird deutlich, dass die klimabedingten Umweltveränderungen, Extremwetterereignisse und ihre emotionalen Auswirkungen unsere psychische Gesundheit bereits heute massiv mitbeeinflussen. Sie sind beteiligt an diversen äußeren Stressoren, die unsere psychische Grundbelastung erhöhen.

Die durch die Klimakrise entstehenden psychischen Belastungen entstehen dabei keinesfalls nur als unmittelbare Reaktion auf Ereignisse, sondern oft nach längerer zeitlicher Verzögerung. So zeigte beispielsweise eine Datenauswertung der gesetzlichen Krankenversicherung, dass infolge des Ahrtal-Hochwassers 2021 in der betroffenen Region auch noch sechs Monate nach der Flut eine starke Zunahme an F-Diagnosen zu verzeichnen war. Dies betraf vor allem depressive Erkrankungen, Anpassungs- und somatoforme Störungen, emotionale Störungen des Kindes- und Jugendalters, schizoaffektive Störungen und Suchterkrankungen (Augustin et al., 2024). Gleichzeitig wurde in der betreffenden Studie ein erheblicher Mangel an psychiatrischen und psychotherapeutischen Behandlungsmöglichkeiten beklagt, was in der Folge unter anderem zu mehreren Sonderbedarfszulassungen im Bereich Psychotherapie in der Region führte.

Bei allen klimakrisenbedingten psychischen Folgen darf nicht vergessen werden, dass es sich um eine voranschreitende Krise handelt und sich die Situation durch das Auslösen von Kippelementen des Erdsystems noch erheblich verschlechtert. Mit diesen Kippelementen sind kritische Schwellen gemeint, deren Überschreitung zu abrupten, großräumigen und oft unumkehrbaren Umbrüchen im Klima- und Ökosystem führen kann – wie das Abschmelzen von Eisschilden, das Absterben des Amazonas-Regenwaldes oder die Veränderung ozeanischer Strömungssysteme (PIK, 2024). Von den Folgen können wir uns auch im europäischen Raum nicht unabhängig machen, selbst wenn Weltgegenden wie die Arktis weit entfernt scheinen: Schmelzen die Eismassen, verringert sich beispielsweise die Rückstrahlung der Sonnenenergie (sogenannter Albedo-Effekt), was zu einer zusätzlichen Erwärmung führt und das weitere Abschmelzen beschleunigt.

Das Besondere an diesen Kipppunkten des Erdsystems ist, dass sie nicht isoliert voneinander existieren. Sobald ein Kipppunkt überschritten wird, kann dies wie bei einer Kette von Dominosteinen Kaskadeneffekte auslösen, die weitere Kipppunkte destabilisieren und das gesamte Klimasystem noch stärker aus dem Gleichgewicht bringen. Beispiel: Der Verlust des arktischen Meereises beschleunigt die Erwärmung der Arktis, was wiederum das Schmelzen des Grönländischen Eisschilds verstärkt. Das Schmelzwasser destabilisiert ozeanische Strömungen wie den Golfstrom, was zu irreversiblen Veränderungen des Wetters in Europa führt, globale Klimamuster verschiebt und durch resultierende Ernteausfälle unsere Nahrungsmittelsicherheit gefährdet (PIK, 2024).

Die Emission von Treibhausgasen durch unser menschliches Handeln ist ein Spiel mit dem Feuer zum Preis von Sicherheit und Stabilität. Und damit in zunehmendem Maße auch zum Preis von psychischer Gesundheit. Klimawissenschaftler*innen warnen seit Jahren davor, dass Kaskadeneffekte das Risiko eines »Heißzeit«-Szenarios erhöhen, in dem sich die Erde auch bei einer Stabilisierung der Treibhausgasemissionen in eine drastisch wärmere Phase bewegt. In diesem Zustand könnten große Teile der Erdoberfläche unbewohnbar werden (PIK, 2024). Die Folgen für die Menschen wären unbeschreiblich, über psychische Gesundheit würde dann wohl kaum jemand überhaupt noch nachdenken.

Wer sich seriös und gleichzeitig gut verständlich über Klima und Kippelemente informieren möchte, der*dem sei die Website des Potsdam-Instituts für Klimafolgenforschung empfohlen.

Das Versagen hinsichtlich Klimaschutz und Artensterben stellt laut Bericht der Weltgesundheitsorganisation (WHO) die aktuell größte gesundheitliche Bedrohung der Menschheit dar (WHO, 2023).

Die Warnung der WHO macht noch etwas deutlich: Wenn es um die Schnittstelle zwischen Gesundheit und Ökologie geht, haben wir es nicht »nur« mit der Klimakrise zu tun. Auch andere Erdüberlastungsgrenzen sind längst überschritten. Als Menschheit zerstören wir gerade mit unserem konsumorientierten Lebensstil und profitorientierten Wirtschaften unsere eigenen Lebensgrundlagen.

Planetary Health

Planetary Health ist ein wissenschaftliches Konzept, das sich mit den Wechselwirkungen zwischen der menschlichen Gesundheit und der Gesundheit der Ökosysteme beschäftigt. Als Menschheit mit unseren heutigen zivilisatorischen Errungenschaften sind wir nicht nur auf ein stabiles Erdklima angewiesen. Wir sind generell ein untrennbarer Teil der Natur und von ausreichend intakten Ökosystemen abhängig (KLUG, 2024; Traidl-Hoffmann, Schulz, Herrmann u. Simon, 2021).

Dreißig internationale Wissenschaftler*innen veröffentlichten 2009 den bekannt gewordenen Fachartikel »A safe operating space for humanity«, in dem sie neun planetare Belastungsgrenzen definieren, die für eine ausreichende Sicherheit der Menschheit nicht überschritten werden sollten (Rockström et al., 2009). Zu diesen Überlastungsgrenzen gehören:

- der Klimawandel (X),
- das Einbringen neuartiger Substanzen (wie Chemie, Atommüll oder Mikroplastik) (X),

- Störung der Phosphor- und Stickstoffkreisläufe (X),
- der Süßwasserverbrauch (X),
- Landnutzung und Abholzung (X),
- das Artensterben (X),
- Abbau der Ozonschicht,
- Ozeanversauerung und
- Luftverschmutzung.

Sechs der neun Planetaren Grenzen sind überschritten (hier mit »X« markiert) (Krautwig u. Krieger, 2022; BMUV, 2024). Diese von uns Menschen verursachten Prozesse hinterlassen irreversible Schäden in unserer Umwelt, schädigen unsere Gesundheit und gefährden langfristig unser Überleben.

Drei Beispiele, die psychische Belastungen inkludieren:

1. Die Folgen der Klimakrise, Luftschadstoffe und neuartige Substanzen führen zu einer erhöhten Häufigkeit von Allergien und Hauterkrankungen. Allergien und Hauterkrankungen führen zu einer erhöhten psychosozialen Belastung, was die Wahrscheinlichkeit psychischer Symptombildung und z. B. der Schuppenflechte (Psoriasis) erhöht (Dohm, Saha, Fronhoffs u. Gieler, 2024a).
2. Ozon, Feinstaub und Stickstoffdioxid als wichtigste Komponenten der Luftverschmutzung steigern die Morbidität und Mortalität bei Patient*innen mit bronchitischen Beschwerden, COPD und Asthma (Rohde, 2008). Diese Lungenerkrankungen sind auch mit diversen psychischen Belastungen verbunden (Barczok, 2018).
3. Durch das mit der Klimakrise verbundene Artensterben und die Zerstörung von Ökosystemen verringern sich die Möglichkeiten von Menschen, psychisch gesunderhaltende Zeit in der Natur zu verbringen. Das Erleben der Zerstörung kann besonders bei naturnah lebenden und jüngeren Menschen Gefühle von Verlust und Hilflosigkeit oder die sogenannte »Solastalgie« (Traurigkeit/Melancholie beim Anblick sich verändernder Natur) auslösen (Metzen u. Ocklenburg, 2023).

Die Krankheitslast und -arten sämtlicher medizinischer Fachrichtungen sind von Umwelteinflüssen betroffen – eine Feststellung, die wissenschaftlich in den vergangenen Jahren untermauert und immer weiter differenziert wurde. Unser heutiges Wissen über die Zusammenhänge von Umwelt und Gesundheit machen es nötig, das bisher in der Medizin vorherrschende biopsychosoziale Krankheitsmodell um eine ökologische Komponente zu erweitern und fortan von einem biopsychosozialökologischen Modell der Pathogenese auszugehen (siehe Kapitel sechs).

Doch auch unser Gesundheitssystem selbst wirkt sich auf den Zustand der Umwelt und Ökosysteme aus. So entstehen in Deutschland beispielsweise 5 % der nationalen Treibhausgasemissionen im Gesundheitssektor (z. B. durch Emissionen aus Transport und Lieferketten oder bestimmten Medikamentengruppen wie Narkosegasen) (HCWH, 2019). Ein anderes Beispiel sind die vielen Einmalprodukte, die in der Medizin benutzt werden und die eine erhebliche Menge Müll verursachen.

Auch das Gesundheitssystem muss sich in den kommenden Jahren enorm verändern, um nachhaltig zu werden. Mit der Frage, wie dies gelingen kann, beschäftigt sich etwa die Deutsche Allianz für Klimawandel und Gesundheit (KLUG) e. V.

Unter »Planetary Health« versteht man somit die Erforschung der Wechselwirkung zwischen Umwelteinflüssen und Gesundheit. Gesunde Menschen kann es nur auf einer gesunden Erde geben.

Klima- und Umweltkrise machen Stress. Ihre ausreichend erfolgreiche Bewältigung, das heißt eine Begrenzung der Erderhitzung auf bestenfalls 1,5 Grad, wie das Pariser Klimaschutzabkommen es vorsieht, ist wegen der bedrohlichen Kipppunkte des Erdsystems nur noch unter erheblichem Zeitdruck, wahrscheinlich gar nicht mehr möglich (Deutschlandfunk, 2023). Dennoch lohnt es sich noch immer und gerade in diesem Jahrzehnt erheblich, selbst für die notwendige sozial-ökologische Transformation aktiv zu werden. Wir verhindern damit bestenfalls das Schlimmste und betreiben aktiven (psychischen) Gesundheitsschutz – übrigens auch durch das Engagement an sich für uns selbst. Zu diesem Zweck ist nicht nur die Politik gefragt. Auch der deutsche Ethikrat (2024) stellte in seiner Stellungnahme zur Klimaethik jüngst fest: Wir alle sind verantwortlich, und je mehr Privilegien wir besitzen (z. B. Bildung, Wohnort,

Hautfarbe, (psychische) Gesundheit, finanzielle Absicherung ...), desto mehr.

Wie transformatives Handeln, auch im Sinne des psychischen Gesundheitsschutzes, gelingen kann, und welche Rolle unsere Berufsgruppen in diesem gesellschaftlichen Wandel spielen, wird ab Kapitel elf ausgeführt und sich wie ein roter Faden durch dieses Buch ziehen. Denn:

- Klima- und Umweltkrise sind mit allen weiteren, hier im Buch dargestellten Krisen und Problemen assoziiert (z.B. kapitalistisches Wachstumsnarrativ, Gerechtigkeit, soziale Konflikte, Kriege um Ressourcen).
- Individuelle Resilienzförderung ist in Zeiten vielfältiger globaler Krisen wichtig, aber nicht ausreichend, und beinhaltet stets transformatorisches Handeln. Ein zu starker Fokus auf individuelle Resilienz und das eigene Wohlbefinden kann dieses notwendige Handeln sogar verzögern. Um langfristig in ausreichender Gesundheit und Sicherheit leben zu können, muss die notwendige Selbstfürsorge stets auch mit kollektiven und transformatorischen Anpassungs- und Klimaschutzmaßnahmen kombiniert werden. Wir können diese äußeren Krisen nur dann ausreichend gut und psychisch gesund bewältigen, wenn wir zugleich lernen, als Menschen besser zusammenzuhalten, zusammenzuarbeiten und eine faire Transformation voranzubringen. Ansonsten sind unserer menschlichen Anpassung allein schon durch Temperatur und Luftfeuchtigkeit harte biologische Grenzen gesetzt. Eine wichtige Feststellung, die bedeutet: Für das Erlangen von individueller Resilienz ist gleichzeitiges kollektives und transformatorisches Handeln immer die Voraussetzung (Peter u. Nießen, 2022).

Hitze

Aktuell und voraussichtlich auch noch in den kommenden Jahren ist Hitze die größte klimawandelbedingte Gesundheitsgefahr in Deutschland. Hitze fordert bereits heute Jahr für Jahr eine enorme Zahl an Todesopfern: 2023 gab es mehr als 47.000 hitzebedingte

Todesfälle in Europa, 2022 mehr als 60.000 (tagesschau, 2024). Gleichzeitig wird der Einfluss von Hitze auf unsere Gesundheit weiterhin breit unterschätzt. Zeit, genauer hinzusehen!

Hast du das Buch »Das Ministerium für die Zukunft« von Kim Stanley Robinson (2021) gelesen? Der Roman (Genre: Climate Fiction) beschreibt in seinem ersten Kapitel eine auf das Jahr 2025 datierte Hitzewelle in Indien, bei der durch die Kombination von hoher Lufttemperatur und -feuchtigkeit die Kühlgrenztemperatur überschritten wird: Bei dieser Kombination kann der Mensch keine Wärme mehr an die Umgebung abgeben und der Körper droht, lebensgefährlich zu überhitzen. Unter diesen Umständen verliert unsere Umgebung ihre grundsätzliche Bewohnbarkeit.

Die Lektüre hängt nach und wurde nicht ohne Grund von Barack Obama empfohlen, der regelmäßig Literaturempfehlungen zur Verfügung stellt, die er für gesellschaftlich relevant hält: Im ersten Buchkapitel sterben zwanzig Millionen Menschen, da zugleich der Strom ausfällt. Die Beschreibung ist sehr plastisch: Ganze Menschengruppen suchen Schutz in einem See, dessen Wassertemperatur jedoch ebenfalls immer weiter zunimmt und schließlich keinen Schutz mehr bietet. Ältere Menschen und Kinder sterben zuerst. Es kommt zu Gewaltakten um Wasser und Stromgeneratoren. Die überlebende Hauptfigur des Romans bleibt traumatisiert zurück.

Alles, was in dem Roman als wissenschaftliche Grundlage beschrieben werde, entspreche dem Stand der Forschung, auch die darin vorkommenden Institutionen seien nah an der Realität, so die Einschätzung von Friederike Otto, Physikerin und Klimatologin am Imperial College London und Leitautorin des sechsten IPCC Berichts (IPCC = Intergovernmental Panel on Climate Chance) (klimafakten, 2021).

Auch psychotherapeutisch entspricht die Beschreibung der Traumatisierung des Protagonisten Frank der klinischen Erfahrung: Frank kann sich in Folge seiner Erlebnisse ausschließlich in ausreichend kühler Umgebung aufhalten, zeigt Vermeidungsverhalten, erlebt Panikattacken, Flashbacks und vieles mehr. Er begegnet seiner Symptomatik mit kognitiver Verhaltenstherapie, KI-gestützter Konfrontation mit virtuellen Umgebungen und schließlich Medikamenten. Doch kein Behandlungsansatz erweist sich als erfolgreich. Verzweifelt kehrt er schlussendlich nach Indien zurück und schließt sich einer Gruppe radikaler Klimaaktivist*innen an.

Das »Ministerium für die Zukunft« gehört als Roman dem Genre »Climate Fiction« an und seine Zukunftsbilder (die übrigens zwischen Dystopie und Utopie schwanken) werden daher bei aller wissenschaftlichen Genauigkeit nicht exakt so wie beschrieben, mit hoher Wahrscheinlichkeit aber ganz ähnlich eintreten.

Selbst in Deutschland ist Hitze aktuell und voraussichtlich ebenfalls in den kommenden Jahren die größte klimakrisenbedingte Gesundheitsgefahr, auch wenn wir im Vergleich mit Indien noch glimpflicher davonkommen. Die Häufigkeit von Hitzeepisoden sowie deren Ausprägung und Dauer werden global zunehmen. Was wissen wir über den Zusammenhang zwischen Hitze und psychischer Gesundheit?

Selbstreflexion »Hitze«:
Wie geht es dir bei Hitze?
Was für Auswirkungen hat Hitze
- auf deine Stimmung,
- deine Arbeitsfähigkeit
- und deinen Schlaf?

Viele merken es vermutlich an ihrer eigenen »Dünnhäutigkeit«, wenn es ihnen zu warm ist: Hitze steigert die Wahrscheinlichkeit von Reizbarkeit und zwischenmenschlichen Konflikten (Cianconi, Betro u. Janiri, 2020). Nervige Alltagsaufgaben, die wir ansonsten routinemäßig erledigen, fallen uns an heißen Tagen doppelt schwer. Ab einer gewissen Temperatur und Luftfeuchtigkeit sehnen wir uns nur noch nach schneller Abkühlung, jegliche Hindernisse, die dem im Wege stehen, werden dann für uns zur potenziellen Belastung. Durch den erhöhten Stress und die erhöhte Reizbarkeit resultieren Konflikte und Streitereien, die wiederum indirekte psychische Effekte für die (Mit-)Betroffenen nach sich ziehen. Dies zeigt auch die ebenfalls an heißen Tagen messbare Zunahme an Straftaten, Suiziden und Einweisungen in die Psychiatrie (Eisele, Flammer, Steinert u. Knoblauch, 2021; Gao et al., 2019).

Insbesondere bei psychischen Vorerkrankungen wie Demenz, bipolaren Störungen oder Schizophrenie ist die Hitze-Vulnerabilität noch einmal deutlich erhöht – diese Personengruppen verzeichnen leider sogar besonders hohe Mortalitätsraten (Liu, Varghese, Hansen u. Bi, 2021). Bei einer Untersuchung der hitzebedingten Todesfälle nach dem Auftreten eines sogenannten »Heat Domes« in British Columbia 2021 waren es die Menschen mit schizophrenen Vorerkrankungen, die unter besonderer Gefahr standen und besonders hohe Todesraten verzeichneten (Lee, McLean, Kuo, Richardson u. Henderson, 2023). Auch Kinder und Jugendliche sowie ältere und vorerkrankte Menschen haben besondere Probleme bei Hitze, da ihre Körper die Thermoregulation weniger gut hinbekommen. Dieses Wissen sollte insbesondere unter den Berufsgruppen proaktiv weiterverbreitet werden, die mit diesen Patient*innengruppen zusammenarbeiten. Der Zusammenhang zwischen Hitze und psychischer Gesundheit, immerhin mittlerweile ein dynamisches Forschungsfeld, ist allerdings selbst in den Psy.-Berufen noch zu wenig bekannt.

In ihrem Planetary Health Action Survey (kurz: PACE) untersucht die Universität Erfurt an ihrem Institute for Planetary Health Behaviour unter anderem die menschliche Gefahrenwahrnehmung bei Hitze. Ihre Forschungsergebnisse zeigen deutlich: Das eigene Hitzerisiko wird breit unterschätzt, was dazu führt, dass sich Menschen weniger schützen als es nötig wäre. Das gefühlte, subjektiv empfundene Risiko bei Hitze entspricht nicht dem echten Risiko. Menschen mit folgenden Risikofaktoren – und diejenigen, die für sie sorgen – sollten an heißen Tagen besonders aufpassen: chronische Erkrankungen und Medikamenteneinnahme, Adipositas, intensiver Sport, schwere körperliche Arbeit, Arbeit im Freien, Alkoholkonsum, >65 Jahre, Kinder (PACE, 2023).

Selbstreflexion:

- Wie hitzegefährdet schätzt du dich selbst und dein Umfeld ein?
- Welche Gefühle hast du zur Klimakrise, zu klimapolitischen Maßnahmen oder zu den Menschen, die sich gegen die Klimakrise engagieren?

- Wie reagierst du typischerweise, wenn du in den Medien von Extremwetterereignissen liest? Wie reagieren die Menschen in deinem Umfeld typischerweise?

Und hier auch ein erster Hinweis aufs Buchcover: Schlangen, besonders sehr kleine Schlangen, die zu hohen Temperaturen ausgesetzt sind, können dehydrieren, also innerlich austrocknen und dadurch Häutungsprobleme entwickeln. Es wird empfohlen, die Tiere in diesem Fall zu baden.

Vulnerabel

Verschiedene Gruppen sind durch äußere Krisen und Rahmenbedingungen unterschiedlich stark belastet. Grundsätzlich belastet sind wir indes praktisch alle, auch wenn nur wenige Menschen einen solchen unmittelbaren Zusammenhang benennen. Mein psychotherapeutischer Kollege Fabian Chmielewski schreibt dazu:

> Wichtig ist, zu unterscheiden: Manche Menschen sind sehr direkt mit Krisen konfrontiert: Ich denke zum Beispiel an aus Kriegsgebieten geflüchtete Menschen oder Opfer von Naturkatastrophen und so weiter. Diese Menschen können dann zum Beispiel unter Traumafolgestörungen oder Anhaltender Trauerstörung leiden. Auf der anderen Seite fühlen sich viele Menschen aber auch in der scheinbar sicheren Beobachterperspektive, – die also nur indirekt mit den globalen Krisen konfrontiert sind, – belastet, beispielsweise indem sie mit den ukrainischen Menschen mitleiden, eine Ausweitung der Kriege oder der Klimakrise befürchten etc. Ich habe schon mit vielen Patienten über die problematischen Effekte ihres übermäßigen Nachrichtenkonsums gesprochen, von dem sie sich belastet fühlen. Studien zeigen, dass Doomscrolling verheerende Auswirkungen auf unser Wohlbefinden haben kann und auf unsere Einstellung gegenüber anderen Menschen.

Wer sich viel mit äußeren Krisen beschäftigt, etwa durch permanenten Nachrichtenkonsum, wird sich davon in aller Regel belasteter fühlen als Menschen, die eine eigene Auseinandersetzung eher vermeiden. Es gibt allerdings auch Gruppen von Menschen, die die eigene Beschäftigung mit äußeren Krisen gar nicht vermeiden können, wie die oben genannte, allerdings frei erfundene Klimawissenschaftlerin Henrike (Beispiel 8 in der Aufzählung). Die Forschung bestätigt: Es sind Kinder, Jugendliche, naturnah lebende oder arbeitende Menschen, Journalist*innen und Wissenschaftler*innen, die durch die eigene innere Auseinandersetzung mit den ökologischen Krisen psychisch besonders belastet sind (Clayton et al., 2021). Kinder und Jugendliche gehören zur vulnerablen Gruppe, da sie ihre Gefühle noch weniger erfolgreich – oder auch: weniger rigide – regulieren können als Erwachsene. Ihnen ist zudem in aller Regel durchaus klar, dass sie mit Blick auf die eigene Lebenszeit viel weniger zum Problem beigetragen haben, die Folgen aber in deutlich größerem Ausmaß als die heute Erwachsenen erleben werden. Verstärkt wird dieser Stress schlechtestenfalls durch das Gefühl des Alleingelassen-Werdens. So konnten etwa Caroline Hickman und ihre Kolleg*innen (2021) in der bisher größten internationalen Befragung Jugendlicher und junger Erwachsener zu Klimaangst (n = 10.000) zeigen, dass das Ausmaß der beschriebenen Klimaangst bei jungen Menschen von der wahrgenommenen Untätigkeit der eigenen Regierung abhängig ist. Dies ist ein Grund, weswegen es in Gesprächen mit Kindern und Jugendlichen über die Klimakrise so bedeutsam ist, nicht nur zu sprechen, sondern auch selbst und fortlaufend zu handeln (Psy4F, 2022).

Es muss in dieser Darstellung jedoch um viel mehr gehen als »nur« um die innere Auseinandersetzung mit dem äußeren Krisengeschehen. Es steht uns gut, auch ehemalige kolonialistische Abhängigkeiten zu reflektieren. Enorm viele Menschen sind bereits heute unmittelbar und damit selbstverständlich auch psychisch betroffen. Durch die beständige wirtschaftliche Benachteiligung und Ressourcenausbeutung und die bereits heute enormen ökologischen Schäden sind Menschen aus Ländern des Globalen Südens in vielerlei Hinsicht eine vulnerable Gruppe, obwohl auch sie im Vergleich viel weniger zum Problem beitragen. Beispiel: Pakistan emittiert weniger als ein Prozent der weltweiten Treibhausgase, kämpft aber bereits heute massiv mit klimakrisenbedingten Extremwetterereignissen, was auch die Wirtschaftsdynamik und die Sozialleistungen des Landes massiv beeinträchtigt. Durch den russischen Angriffskrieg auf die Ukraine sind in Pakistan zudem die Energiepreise stark gestiegen und wichtige Getreide- und Düngerimporte eingebrochen (BMZ, 2023).

Aus den besonders betroffenen Ländern sind mehr Menschen zur Flucht gezwungen, zumal die häufigen Naturkatastrophen oft mit sozialen Spannungen und politischen Konflikten einhergehen. Finanziell sind diese Länder nicht in der Lage, die notwendigen Emissionsreduktionen und Klimaanpassungen umzusetzen. Die bisherigen Unterstützungszahlungen sind nicht genug und oft lediglich in Form von Krediten umgesetzt. Die Betroffenen müssen in die politische Diskussion und Entscheidungsprozesse deutlich mehr einbezogen werden, es braucht faire Zugangs- und Beteiligungsmöglichkeiten (Ethikrat, 2024).

3 Transformation als Aufgabe der Psy.-Berufe

Psychische Gesundheit bedeutet Verantwortungsübernahme, um Dinge zu verändern, die uns psychisch gesund oder krank machen.

Prof. Dr. Julian Schmitz, Professor für Klinische Kinder- und Jugendpsychologie an der Universität Leipzig

Am 18. August 2022 postete Jessica Meininger (siehe Personenverzeichnis) eine Idee als Beitrag in die mehrere hundert Kolleg*innen zählende Diskussionsgruppe der Psychologists for Future (Psy4F). Zu dieser Zeit wurde als Reaktion auf den russischen Angriffskrieg medial viel über eine mögliche drohende Gaskrise und steigende Heizkosten in der anstehenden kalten Jahreszeit berichtet. Einige Politiker*innen riefen die Menschen öffentlich zum Energiesparen auf, lehnten jedoch zugleich ambitionierte klimapolitische Maßnahmen ab, die einen Wechsel von fossilen hin zu erneuerbaren Energien und damit auch eine Unabhängigkeit von Gaslieferungen aus autokratischen Systemen hätten beschleunigen können (vgl. Deutschlandfunk, 2022). Einige Kolleg*innen der Psy4F zeigten sich besorgt, dass der Zusammenhang zwischen Energieversorgung und Klimakrise durch die Parallelität der vielen Krisenherde, damals vor allem in der Ukraine, ausgeblendet und die Brisanz der Klimakrise so in den Hintergrund geraten könnte.

Jessica Meininger machte sich Gedanken darüber, ob es nicht möglich sei, aus psychologischer Perspektive noch offensiver an die Medien heranzutreten. In ihrer Mail schrieb sie:

Ich denke da an etwas ähnliches wie bei der Suizidprävention. Irgendwie wurde es da geschafft, dass in den meisten Medien angekommen ist, dass Berichte über Suizid in bestimmter Weise zu Nachahmungen führen können. Das wird meistens beachtet. So müsste man vielleicht immer wieder darauf hinweisen, mit möglichst klaren Worten (die großen Medien anschreiben?),

> wie Klima-Berichterstattung aussehen sollte. Bedrohliche Nachrichten ja, aber nicht so stehen lassen, sondern möglichst direkt dazu, was jeder Einzelne konkret tun kann, Beispiele von Menschen etc. [...] Es gibt da z. B. einen recht übersichtlichen Leitfaden zur Suizidprävention in der Berichterstattung, nur als Modell gedacht, so ähnlich dachte ich, wäre es sinnvoll. Mit klaren Dont's und Do's als Leitfaden/Empfehlung für die Berichterstattung zu Klimathemen.

Die Idee, einen psychologisch fundierten »Klima-Kasten« zu entwerfen, analog zu den auf Suizidberichterstattung folgenden Hilfsangeboten, traf in der Gruppe auf Zustimmung und kurz darauf gründete sich eine neue Arbeitsgemeinschaft (AG) »Klima-Werther«. Der Name ist angelehnt an den bekannten Werther-Effekt (das Phänomen, dass mediale Berichte über Suizide Nachahmungstaten auslösen können) und den daraus resultierenden Hilfsangebote-Disclaimer der Suizidberichterstattung. Die AG begann, psychologische Empfehlungen für die Klimaberichterstattung zu durchdenken und auszuformulieren und Kontakt zu psychologischen Fakultäten aufzunehmen, um hier um Rat und Unterstützung zu werben. Die Arbeit war enorm zeitaufwendig und fand ausschließlich ehrenamtlich statt. Allen Beteiligten war klar: Wenn dieses Projekt Erfolg haben sollte, müsste es fachlich mit höchster Sorgfalt umgesetzt werden – und es würden wohl auch Vernetzungen, Kontakte und eine Portion Glück dazugehören.

Am 1. Februar 2023 erschien schließlich der »Medienleitfaden Klima« (www.medienleitfaden-klima.de) mit breiter Unterstützung aus der interdisziplinären Forschung und von verschiedenen Initiativen wie der Deutschen Allianz für Klimawandel und Gesundheit (KLUG), der Deutschen Meteorologischen Gesellschaft (DMG), Clean Energy Wire – Journalism for the energy transition (CLEW) und dem Berufsverband Deutscher Psychologinnen und Psychologen (BDP). Es folgten informelle Gespräche und Redaktionsfortbildungen in zum Teil reichweitenstarken Medienhäusern. Der im Leitfaden vorgeschlagene »Klima-Kasten« kam bisher nicht zum Einsatz. Doch die drei Hauptempfehlungen (ultrakurz zusammengefasst: (1) Bezüge zur Klimakrise aufzeigen, (2) Emotionen einbeziehen und (3) wirksame Handlungsmöglichkeiten aufzeigen) wurden in der Folge vielfach aufgegriffen und umgesetzt. Das Projekt Medienleitfaden ist ein Erfolg und hat bis heute keineswegs an Aktualität verloren (Meininger, Ashour u. Dohm, 2023).

Die mit der Umsetzung verbundene enorme Arbeitsbelastung aller Beteiligten zeigte aber auch: Psy.-Berufe stehen angesichts der äußeren Krisen vor der doppelten Herausforderung, einerseits weiterhin für ihre Patient*innen zu sorgen, andererseits die Rahmenbedingungen mitzugestalten, die psychische Gesundheit überhaupt erst ermöglichen. Zu einer derart breiteren Herangehensweise wurden wir in Studium und Aus-, Fort- und Weiterbildung in aller Regel bisher kaum qualifiziert, stattdessen muss die zugrunde liegende Haltung oft mühsam selbst erarbeitet und erprobt werden. Dies dürfte sich zukünftig ändern, denn Themen wie Klima und Diversity wurden zuletzt erfolgreich im IMPP (2021) Gegenstandskatalog verankert und werden somit zum festen Teil der medizinischen und psychotherapeutischen Approbationsprüfungen. Die psychotherapeutischen Ausbildungsinstitute passen sich mit ihren Inhalten in der Regel diesem Katalog an (was möglicherweise einer von vielen Gründen ist, warum sie zuvor selbst hinsichtlich des Einbezugs gesellschaftlicher oder ökologischer Rahmenbedingungen nur wenig Initiative zeigten).

Dass der Einbezug äußerer Rahmenbedingungen zur Förderung psychischer Gesundheit – trotz oft fehlender Ausbildung – zu unseren zentralen Berufsaufgaben gehört, machte nicht zuletzt die Anpassung der Musterberufsordnung Psychotherapie hinsichtlich der Berufsaufgaben aus dem Jahr 2022 deutlich. Darin heißt es:

> Psychotherapeut*innen beteiligen sich an der Erhaltung und Förderung der ökologischen und soziokulturellen Lebensgrundlagen im Hinblick auf die psychische Gesundheit der Menschen (§ 1 (3) MBO) (BPtK, 2022).

Für Ärzt*innen gibt es schon deutlich länger ein entsprechendes Pendant:

> Aufgabe der Ärztinnen und Ärzte ist es, das Leben zu erhalten, die Gesundheit zu schützen und wiederherzustellen, Leiden zu lindern, Sterbenden Beistand zu leisten und an der Erhaltung der natürlichen Lebensgrundlagen im

Hinblick auf ihre Bedeutung für die Gesundheit der Menschen mitzuwirken (§ 1 (2) MBO) (BÄK, 2011).

Der Schutz unserer Lebensgrundlagen, der Einbezug der äußeren Rahmenbedingungen gehört also zu unseren dezidierten Berufsaufgaben. Doch wie kann dies praktisch gestaltet, bestenfalls auch finanziell honoriert werden? Hier sind noch viele Fragen offen, aber es gibt Hinweise.

Das Berufsbild der Psy.-Berufe befindet sich aktuell in einem Entwicklungsprozess von mächtiger Tragweite. Während der Fokus traditionell auf der Behandlung individueller psychischer Erkrankungen liegt (mit der grundsätzlich verständlichen berufspolitischen Tendenz, hier mehr Behandlungsplätze zu fordern), erkennen viele Kolleg*innen zunehmend die gesundheitsrelevante und präventive Bedeutung der gesellschaftlichen, politischen und ökologischen Rahmenbedingungen für unser Wohlbefinden und unsere Gesundheit und binden dieses Wissen in ihre tägliche Arbeit ein.

Die Entwicklung lässt sich mit einer sich häutenden Schlange vergleichen: Durch das Abstreifen ihrer alten Haut verändert sie sich nicht an sich, doch sie gewinnt an Beweglichkeit und erwacht in gewisser Weise zu neuem Leben. Ebenso wie die Schlange über sich hinauswächst und ihre körperlichen Grenzen neu definiert, erweitert sich heute das Tätigkeitsfeld der Psy.-Berufe auf der Suche nach neuen Möglichkeiten, individuelle und kollektive psychische Gesundheit in großem Stil zu erhalten und zu fördern. Mit diesem Ziel im Blick haben wir durch Wissen, Erfahrung und praktische Fähigkeiten einiges zu bieten: Wir sind beispielsweise geübt darin, Veränderungsprozesse zu begleiten, nach konstruktiven Möglichkeiten der Konfliktlösung zu suchen und zielgruppengerecht zu kommunizieren. Diverse Möglichkeiten politischer Partizipation stehen uns offen. Zudem genießen wir als Berufsgruppen häufig Privilegien, die die Möglichkeiten des aktiven Mitgestaltens begünstigen und als Verantwortung oder Verpflichtung verstanden werden können.

Selbstreflexion: Privilegiencheck

In welchem der hier genannten Bereiche bist du im Vergleich mit anderen privilegiert? In welchem Bereich erfährst du Diskriminierung?

Welche der hier genannten Privilegien sind deiner Einschätzung nach unter Psy.-Berufen besonders verbreitet?

- finanzielle Absicherung
- Hautfarbe
- Körperform
- Bildung
- Gesundheit
- Behinderungen
- soziales Netz
- Geschlecht
- geografische Lage
- Wohnraum
- familiäre Unterstützung
- sexuelle Orientierung
- Alter
- Religion
- kulturelle Normen
- Muttersprache
- Staatsbürgerschaft
- Sonstige

Psy.-Berufe sind geübt darin, in Problemanalysen eine differenzierte Metaebene einzunehmen, doch auch wir können uns von den Einflüssen gesellschaftlicher und ökologischer Rahmenbedingungen nicht unabhängig machen. Im globalen Krisengeschehen sitzen wir mit unseren Patient*innen im gleichen Boot – auch wenn mit Blick auf die genannten Privilegien unser eigenes Boot hierzulande oft recht komfortabel ausgestattet ist, während viele andere Menschen sich eher in einem löchrigen Holz-Kahn befinden.

Durch den Einbezug unserer Mit-Betroffenheit mit Blick auf die großen, globalen Krisen wird der innere Abstand minimiert, der eine immer auch von Hierarchien geprägte therapeutische Beziehung ausmacht. Dies kann zunächst zu Verstrickungsgefühlen und Überforderung führen. Das ist verständlich: In der Psychotherapie-Ausbildung oder in Supervisionen wird mitunter der Grundsatz vertreten, dass man Patient*innen, die das gleiche Problem mitbringen, das man selbst gerade hat, besser nicht in die Behandlung aufnimmt, sondern an Kolleg*innen weiterverweist oder – wenn überhaupt – nur unter engmaschiger Supervision tätig wird. Doch dieses Vorgehen ist bei anhaltenden und fortlaufenden globalen Krisen nicht möglich. Denn wäre es wirklich sinnvoll, die belastete Person zu einer*einem Behandler*in zu schicken, die*der sich einfach gar nicht so viele Gedanken über das Problem macht, obwohl sie*er es teilt?

Das Problembewusstsein und das Ausmaß der eigenen aktiven Auseinandersetzung hinsichtlich der globalen Krisen und ihr Einbeziehen in den Behandlungsalltag sind auch unter den Angehörigen der Psy.-Berufe sehr unterschiedlich ausgeprägt. Dies entspricht der sozialen Norm, zumal man sich fragen kann: In welchem Ausmaß sind auch die Irreversibilität der Veränderbarkeit ökologischer Systeme in ihrer Regeneration oder die immensen, geradezu atemberaubenden Folgen der Kipppunkte im Erdklimasystem überhaupt andauernd ins eigene Denken, Fühlen und Handeln integrierbar? Unter Klimaaktivist*innen gibt es als mögliche Folge daraus eine besorgniserregende Skepsis, inwieweit klassische Psychotherapie bei der eigenen Problemverarbeitung überhaupt hilfreich sein kann. »All help has to come from a point of knowledge« (in etwa: »Jede Hilfe muss auf der Grundlage eines eigenen Problembewusstseins stattfinden«), sagte einmal ein englischer Aktivist, angesprochen auf die Möglichkeit, sich aufgrund seiner Belastung psychotherapeutische Hilfe zu suchen.

Die Bedeutung gemeinschaftlichen Handelns

Die Psychologie muss ihren Fokus über das Individuum hinaus erweitern, fasst die European Federation of Psychologists' Associations, das heißt der Dachverband der europäischen psychologischen Berufsverbände, in einer Stellungnahme der eigens eingerichteten Expert*innengruppe zu den psychologischen Folgen der Klimakrise zusammen (EFPA, 2023). Ihre Arbeit zeigt: In Zeiten komplexer globaler Krisen brauchen Menschen viel mehr kollektive Wirksamkeitserfahrungen in ihren Familien, Teams und sämtlichen Gemeinschaften, in denen sie sich aufhalten. Eine gesunde psychische Verarbeitung äußerer globaler Krisen bedeutet demnach eine Balance zwischen individuellem Stress und der handlungsorientierten Partizipation in gesunden gesellschaftlichen Wandel. Ein solcher kollektiver Ansatz stärkt die psychische Gesundheit und den Zusammenhalt, ist wirksamer als individuelles Handeln und nimmt größeren Einfluss auf soziale Normen. Nach Auffassung der Expert*innengruppe sollten die Gefühle, die globale Krisen in uns Menschen auslösen, konsequent als potenziell handlungsleitend einbezogen werden (EFPA, 2023).

Kollektives Handeln als Strategie gegen äußere Missstände oder besorgniserregende gesellschaftliche Entwicklungen ist historisch bekannt und bis heute in verschiedenen Kontexten etabliert. So sind es beispielsweise die Gewerkschaften, die durch ihr kollektives Engagement die Arbeitsbedingungen für Millionen von Menschen verbessern. Sie bieten und stärken durch ihren Einsatz ein Gemeinschafts- und Zugehörigkeitsgefühl und bei Schwierigkeiten und ungerechter Behandlung am Arbeitsplatz ein gewisses Sicherheitsnetz. Durch ihren über die Jahre erfolgreichen Kampf, etwa gegen Überstunden und unverhältnismäßige Arbeitsbelastung, erzielte ihr Handeln einen enormen Einfluss auf die Verbesserung psychischer Gesundheit (Doelfs, 2010). Ein anderes Beispiel: Gegen den erstarkenden Rechtspopulismus empfiehlt die Politikwissenschaftlerin Natascha Strobl (2023) den Aufbau von Halt gebenden Gemeinschaften, die einander schützen und Zuversicht schaffen. Zusätzlich sollten finanzielle Existenzängste möglichst kleingehalten werden, insbesondere bei jungen Männern (siehe Exkurs Armut in Kapitel zwei).

Auf gemeinschaftliche, sinnhafte Mitgestaltung und soziales Engagement setzt auch Silja Graupe, Volkswirtschaftlerin, Philosophin und Gründerin der Hochschule für Gesellschaftsgestaltung in Koblenz. Sie unterstützt ihre Studierenden auf dem Weg hin zu einer »Gemeinsinnökonomie« und möchte konstruktive Alternativen zu einem »das geht sowieso nicht« finden. Zu diesem Zweck werden die Studierenden ihrer Hochschule dabei unterstützt, erst einmal zur Ruhe zu kommen und sich selbst zu fragen, was ihnen wichtig und was ihre innere Motivation ist. Silja Graupe sagt: Wenn wir die fundamentalen Ungewissheiten aushalten, die mit den globalen Krisen einhergehen, kann aus dem Unwohlsein eine Befreiungserfahrung, ein Transformationselement erwachsen. Es gelingt uns dann eher, Gleichgesinnte zu finden und in die Mitgestaltung zu kommen. Sie ergänzt: Fundamentale Krisen, wie wir sie heute erleben, brauchen etwas anderes als die bekannten, geregelten Studienabschlüsse und Curricula. Wir müssen unser alltägliches Handeln in Frage stellen, wenn nötig, traditionelle Strukturen aufbrechen (ZEIT Online, 2024).

Ein ähnliches Vorgehen schlägt die Psychotherapeutin Meike Pudlatz (2023) mit Bezug auf die Klimakrise für unsere Berufsgruppen vor. Auch sie sieht es wie Silja Graupe als einen relevanten ersten Schritt an, sich selbst über die Krise zu informieren, den daraus resultierenden Stress und die Gefühle zuzulassen, zu reflektieren, regulieren und die eigenen Eindrücke mit anderen zu teilen. Mit einem ausreichenden Maß an Selbstfürsorge und Achtsamkeit könne es dann gelingen, sich mit anderen innerhalb und außerhalb der Berufsgruppe zu verbinden und aus der Ohnmacht heraus aktiv zu werden. Weitere Vorschläge von ihr sind:

- Sich vom Zuviel befreien und Abschied nehmen (was brauchen wir wirklich für ein zufriedenes Leben?),
- existenzielle und systemische Fragen einbeziehen,
- Ziele und Visionen entwickeln und sich selbst neu denken,
- Sicherstellung der psychotherapeutischen Versorgung (Kassensitze, Notfallpsychotherapie),
- Aus-, Fort- und Weiterbildung,
- Präventionsarbeit,
- interdisziplinäre Zusammenarbeit und
- Praxisführung bzw. institutionelle Rahmenbedingungen hinterfragen.

In einem Punkt sind sich die Menschen, die sich vertieft mit dem komplexen Wechselspiel zwischen äußeren Rahmenbedingungen und psychosozialer Gesundheit auseinandergesetzt haben, einig: Mutiges Mitgestalten ist das Gebot der Stunde! Es fördert Gemeinschaftserleben, Zusammenhalt und das wiederum die psychische Gesundheit. Für ein Abwarten und weiter beobachten (es ist genug Wissen vorhanden!) sind die erwartbaren Schäden zu groß, und es gibt zu viel an gutem Leben zu gewinnen.

Psy.-Berufe als Change Agents

Wir alle leben durch Zufall in der Geburtenlotterie in einer Zeit, in der wir große technische und sozial-ökologische Veränderungen miterleben, die üblicherweise nichts mit unseren eigentlichen Lebensplänen zu tun haben. Bestenfalls finden diese Veränderungen in möglichst großem Umfang »per design« und nicht »per desaster« statt, denn bewusste und planvolle Gestaltung kann hier viele Schäden verhindern (statt nur als Reaktion auf katastrophale Ereignisse zu geschehen). Die Integration dieser Krisen und Veränderungen in unser Denken, Fühlen und Handeln ist ein langer und oft schmerzhafter psychischer Verarbeitungsprozess – auch für Psycholog*innen, Psychotherapeut*innen, Psychiater*innen und verwandte Berufsgruppen. Auch wir stehen bei diesen gesellschaftlichen Umwälzungen nicht nur als Beobachter*innen am Seitenrand, sondern erleben sie unmittelbar mit und sind ihnen ebenso wie alle anderen Menschen mitunter ausgeliefert.

Veränderungsakteur*innen nennt man in der Transformationsforschung Change Agents. Damit sind Personen oder Institutionen gemeint, die Probleme benennen und Veränderungen einfordern, Prototypen und Pionierprojekte entwickeln und in den öffentlichen, medialen und politischen Diskurs eintreten, um den nötigen Wandel in Gesetzen, Regelungen und Verträgen unterzubringen. Expert*innen sind dabei besonders wichtig. Am wirkungsvollsten funktionieren komplexe Veränderungen laut Transformationsforschung in einem heterogenen, interdisziplinären Netzwerk, zusammen mit ganz unterschiedlichen Bündnispartner*innen, die Freude an der Mitgestaltung haben. Am erfolgversprechendsten ist die Zusammenarbeit mit Menschen, die ähnliche Veränderungen anstreben oder ihnen zumindest nicht negativ gegenüberstehen (Kristof, 2020).

Da es für komplexe gesellschaftliche Veränderungsprozesse kein Patentrezept gibt, braucht es immer wieder passende Ziele und Visionen, Leitbilder, Narrative und Orientierungspunkte. Zugleich braucht es ein Gespür für die sich stetig verändernden Möglichkeitenfenster, das heißt für die begrenzten Zeiträume, in denen die äußeren Umstände und die Bereitschaft für Veränderungen und

Innovationen günstig sind. Die naturwissenschaftlichen, sozialwissenschaftlichen und auch psychologischen Erkenntnisse stehen als Grundlage zur Verfügung, der Problemdruck ist gegeben. Doch komplexe Transformationen zu begleiten, braucht auch ein gutes Gespür für das richtige Timing und einen professionellen Umgang mit Widerständen (Kristof, 2020). In den Bündnissen des Wandels spielen daher Angehörige der Psy.-Berufe mit ihrem Expert*innenwissen eine enorm wichtige Rolle – denn komplexe Entwicklungen und Veränderungsprozesse empathisch zu begleiten, gehört von jeher zu unseren beruflichen Kernkompetenzen.

Viele Psycholog*innen, Psychotherapeut*innen und Psychiater*innen, wie die bei Psychologists/Psychotherapists oder Health for Future engagierten Kolleg*innen, sind bereits heute oft schlecht bezahlte und ehrenamtliche, aber dennoch zentrale Treiber eines gesunden Wandels und damit wichtige Change Agents. Sie leisten oft enorm inspirierende Arbeit und das ist angemessen: Diejenigen, die aufgrund ihrer Lebenssituation die Möglichkeit dazu haben, sollten dies auch tun, mindestens, um auf diese Weise die psychische Gesundheit von so vielen Menschen wie möglich zu schützen (Ethikrat, 2024). Möglichkeiten gibt es in jeder Stadt, Region und auch virtuell wie Sand am Meer (siehe https://daskannstdutun.de).

Ein weiterer Aspekt, bei dem unser Fachwissen von großem Nutzen sein kann, ist dieser: Komplexe Transformationen bedürfen einer ständigen Reflexion. Es braucht bestenfalls Rahmenbedingungen, die Lernen, Experimentieren, Pilotieren und Fehler-Machen erlauben – all dies sind wichtige Bestandteile einer positiven Veränderungskultur. Dagegen wirken Widerstände, die sich mitunter auf finanziellen und Machtinteressen oder Verlustaversion begründen. Es ist sinnvoll, diese zu durchdenken und zu verstehen, statt gegen sie anzurennen und sich an ihnen abzuarbeiten. Hilfreich kann es in solchen Fällen sein, zu prüfen, ob die Notwendigkeit von Veränderung per se in Frage gestellt wird, oder das Vorgehen, wie der Veränderungsprozess gestaltet ist. Change Agents stoßen auch oft auf die Macht der Gewohnheit, veränderungsaverse Institutionen, das sicherheitsspendende Festhalten an Routinen und zugrunde liegend ganz zentral die Angst vor Veränderung. Damit das gut reflektierbar ist und sich bestenfalls keine längerfristig verhärteten Fronten herausbilden, braucht es ein reiferes Reflexionsniveau, verbunden beispielsweise mit der Aufgabe von Gut-Böse-Kategorien und einem konstruktiven Umgang mit Komplexität (Kristof, 2020). All dies sind Abwägungen, die im beraterischen oder therapeutischen Setting in unserer Arbeit mit Patient*innen in komplexen Problemlagen regelmäßig stattfinden. Psy.-Berufe sind in dieser Hinsicht als Change Agents prädestiniert! Nicht ohne Grund gibt es bereits einige Kolleg*innen, die allein auf Basis ihres Psychologiestudiums in der Transformationsberatung arbeiten.

Wie kollektive Wirksamkeit mit Psy.-Expertise konkret erreicht werden kann, beschreibt auch die EFPA (2023), der bereits erwähnte Dachverband der europäischen Psychologie-Verbände, in mehreren Beispielen: Sie schlägt unter anderem vor, sich Gruppen anzuschließen oder diese zu gründen, in denen Themen wie Mobilität, Ernährung, Ressourcenverbrauch und Energienutzung unter die Lupe genommen werden. In diesen Gruppen kann daran gearbeitet werden, wie das Problembewusstsein der Menschen gefördert oder aufrechterhalten werden kann und wie neue und nachhaltige soziale Normen in den jeweiligen Lebenswelten etabliert werden können. Im politischen Diskurs sei es von besonderer Bedeutung, den individuellen Fokus konsequent zu verschieben und auf kollektive Maßnahmen und soziale Normen umzulenken. Erfahrungsgemäß möchte ich hinzufügen: Manchmal reichen auch Tee, Kekse und ein offenes Ohr, um Gruppenkohäsion aufrechtzuhalten und auf diese Weise sinnvolle Projekte am Leben zu halten.

Exkurs: Klimakommunikation

Im Klimakommunikations-Guide der Columbia University gibt es einen Comic: Er zeigt einen frustriert dreinschauenden Wissenschaftler im weißen Kittel, der mit einem Zeigestock an einer Tafel versucht, die Zahlen, Daten und Fakten zur globalen Erhitzung an einen danebenstehenden Mann zu vermitteln. Dieser Mann sieht jedoch zur gleichen Zeit vor seinen Füßen eine Maus sitzen, die friedlich ein Stück Käse mümmelt. Vor Schreck vor der Maus hüpft der Mann mit einem Satz auf den Arm des Wissenschaftlers (CRED, 2009, S. 15). Die Botschaft des Comics ist klar: Unsere Gefahrenwahrnehmung reagiert nur unzureichend auf naturwissenschaftliche Fakten, sondern ist stattdessen sehr gegenständlich, konkret und im Hier und Jetzt aktiv.

Um Menschen zu helfen, zu einem angemessenen Problembewusstsein und bestenfalls auch ins konstruktive Handeln zu finden, gibt es die noch vergleichsweise junge Wissenschaft der Klimakommunikation. Ihre Erkenntnisse füllen inzwischen eigene Bücher (vgl. klimafakten, 2022) – und gleichzeitig ist die Kommunikation der Klimakrise eine Praxis, bei der es nicht nur auf theoretisches Wissen, sondern auch auf kommunikatives Geschick und Fingerspitzengefühl ankommt. Psychologische und psychotherapeutische Kenntnisse und Fähigkeiten sind hier von hohem Nutzen.

Klimakommunikation ist ein wichtiges Betätigungs- und Übungsfeld für alle Menschen. Ganz besonders wirkungsstark erweist sie sich für Gesundheitsberufe, denn diese genießen in der Bevölkerung ein breites Vertrauen und sind durch ihre Tätigkeit bereits erfahren in der Kommunikation mit ganz unterschiedlichen Zielgruppen. Zudem steigt die Bereitschaft von Menschen, sich für mehr Klimaschutz einzusetzen, wenn sie die gesundheitlichen Gefahren der Erderhitzung begreifen (More in Common, 2021).

Da die Klimakrise nicht nur eine weitere Krise auf der globalen Bühne der Probleme ist, sondern die Bühne an sich bedroht, sollte sie bestenfalls überall, wo kommuniziert wird, mitgedacht werden, um die sozialen Normen zu verändern. Dabei sollte Wert darauf gelegt werden, auch den Nutzen und die Co-Benefits der nötigen Transformation für unterschiedliche Settings und Gemeinschaften darzustellen. Führungskräfte sollten fortlaufend in ihrer Verantwortung adressiert werden (EFPA, 2023).

Ausgewählte Grundregeln der Klimakommunikation (CRED, 2009):

1. Zielgruppe beachten und kennenlernen. Verschiedene Menschen greifen auf unterschiedliche mentale Modelle und Framings zurück, um sich die Klimakrise und die nötigen Maßnahmen zu erklären. Diese Vorstellungen zu kennen, ermöglicht es, die Kommunikation gezielt auf die spezifischen Interessen und Bedürfnisse des Gegenübers abzustimmen. Im Zweifel: Erstmal zuhören!

2. Aufmerksamkeit des Gegenübers gewinnen. Was interessiert die Zielgruppe besonders? Was sind ihre Themen? Menschen orientieren sich stark an den Normen und Werten ihrer sozialen Gruppen. Es ist daher wichtig, diese Identitäten anzusprechen und zu berücksichtigen. Insbesondere wenn wir mit mehreren Menschen gleichzeitig sprechen, ist es zudem sinnvoll, ein ausgewogenes Maß von Chancen und Risiken abzubilden und sich sowohl auf die Gegenwart als auch auf die Zukunft zu beziehen.
3. Zahlen, Daten, Fakten erfahrbar machen. Komplexe Zusammenhänge sollten in verständliche, alltägliche Erfahrungen übersetzt werden. Metaphern und bildhafte Vergleiche können dabei helfen, eine emotionale Verbindung entstehen zu lassen (»Wenn 98 % der Ärzt*innen dir zu einer bestimmten Behandlung raten – würdest du sie dann machen oder eher nicht?«).
4. Emotionale Apelle nur dosiert einsetzen. Kurzfristiger Alarmismus kann schnell in Resignation oder Verdrängung umschlagen. Auch der Single Action Bias kann ansonsten begünstigt werden, also die Tendenz, sich bei Klimastress schon durch eine einzelne, oft gar wenig wirkungsvolle Handlung entlasten zu können.
5. Partizipation in Gruppen unterstützen. Kollektives Handeln stärkt das Gemeinschaftsgefühl und hilft, den psychischen Stress durch die Auseinandersetzung mit der Klimakrise besser zu verarbeiten. Menschen, die sich gemeinsam engagieren, fühlen sich weniger isoliert und hilflos. Sie entwickeln kreativere und wirkungsvollere Lösungsansätze.
6. Verhaltensänderungen erleichtern. In der Klimakommunikation sollte über den Default Effect aufgeklärt werden, also die menschliche Tendenz, in Entscheidungssituationen die einfachste und bequemste Option zu wählen, die möglichst wenig Veränderung erfordert. Es lohnt sich zusätzlich, die Vorteile der »Option B« darzustellen (und diese tatsächlich möglichst leicht zugänglich zu gestalten).

Abschließend hilft es, sich zu verdeutlichen, was durch Klimakommunikation realistisch erreicht werden kann (Zielklärung!). Zu diesem Zweck lohnt ein Blick auf den englischen Ansatz des Community Organizing for Social Change und die dort genannten vier

Gruppen im Spektrum der Verbündeten, die sich auch auf klimapolitische Maßnahmen übertragen lassen: (1) aktiv dagegen, (2) passiv dagegen, (3) passiv dafür, (4) aktiv dafür. Kommunikation kann es bestenfalls möglich machen, dass sich unser Gegenüber einen Schritt weiter auf diesem Spektrum bewegt. Keinesfalls wird es uns gelingen, einen überzeugten Klimawandelleugner zum Einlenken zu bewegen – selbst durch ein sehr gutes Gespräch. In diesem Fall kann es schon ein erheblicher Erfolg sein, wenn dieser Mensch sich bei der nächsten Diskussion zum Thema ein kleines bisschen ruhiger verhält (Bloch, undatiert).

Eine spannende Herausforderung, die mit einem wachsenden gesellschaftlichen beziehungsweise ökologischen Engagement der Psy.-Berufe verbunden ist, ist die ständige Notwendigkeit von Interdisziplinarität und dem Bilden von neuen Allianzen. Die internationale Forschung zu gesellschaftlichen Transformationen und zu Global Governance (also der Wissenschaft zur Bewältigung komplexer, globaler Probleme, an denen viele verschiedene Player beteiligt sind) weist deutlich und beständig darauf hin (vgl. Willke, 2023): Globale Krisen kann keine einzelne wissenschaftliche Disziplin allein lösen, auch nicht »die Politik«, »die Wirtschaft« oder »die Psychologie«, sondern es braucht die Zivilgesellschaft und Expert*innen aus ganz unterschiedlichen Fachrichtungen, die sich fortlaufend einbringen.

Ein Kernstück interdisziplinärer Zusammenarbeit ist die Kommunikation (siehe Exkurs Klimakommunikation). Unterschiedliche wissenschaftliche Disziplinen, aber auch Vertreter*innen aus der Politik oder Wirtschaft, sprechen in aller Regel ihre ganz eigene Sprache, verwenden ihre ganz eigenen Denkmuster und Logiken. Wenn wir uns als Menschen nur in unserer eigenen »Bubble« bewegen, kann das dazu führen, dass andere Perspektiven übersehen werden oder das Problem an sich aus dem Blick gerät (Willke, 2023). Gerade Menschen aus Psy.-Berufen können helfen, solche kommunikativen Brücken zwischen den Disziplinen und Institutionen zu schlagen, um die gemeinschaftliche Arbeit an Lösungen voranzubringen. Doch der Bedarf ist riesig und es gibt absehbar für Jahrzehnte noch sehr viel zu tun.

Schlussendlich ist interdisziplinäre Zusammenarbeit oft von einem gewissen Chaos begleitet: Unterschiedliche Sichtweisen, Prioritäten und wissenschaftliche Ansätze treffen aufeinander, was zu Verwirrung und Konflikten führen kann. Gerade dieses Chaos gilt es auszuhalten, denn es kann sich als fruchtbar erweisen, wenn es gelingt, dass Menschen die eigene Position reflektieren, anpassen und ausweiten. Dazu es ist hilfreich, dass mit unserem Fachwissen auch parallel ablaufende emotionale und kognitive Prozesse erklärt werden können, zum Beispiel, warum bestimmte Botschaften in Menschen Widerstände hervorrufen und welche Kommunikationsstrategien zu mehr Akzeptanz beitragen können.

Engagement fördert psychische Gesundheit

All die bisherigen Beschreibungen, in welcher Weise Psy.-Berufe sich gesellschaftlich, politisch oder ökologisch mitgestaltend einbringen können, dienen nicht nur dem Etablieren gesunderhaltender äußerer Rahmenbedingungen: Das Engagement an sich fördert ebenfalls unsere ganz individuelle psychische Gesundheit und macht uns resilienter gegenüber den Krisen unserer Zeit. Es stärkt Mut und Zuversicht, genauso wie unsere Gefühle von Kontrolle, Zusammenhalt und (Selbst-)Wirksamkeit. Es wirkt dem weit verbreiteten Hilflosigkeits- und Frustrationserleben entgegen, fördert das Wohlbefinden und ist somit in Krisenzeiten eine sinn- und hoffnungsstiftende und die wohl konstruktivste Bewältigungsform (Wray-Lake, DeHaan, Shubert u. Ryan, 2017; Schwartz et al., 2022; Klar u. Kasser, 2009). Es definiert nebenbei unsere Berufsgruppen neu und macht uns beweglicher, ohne die bisherige Gestalt grundsätzlich zu verlieren (siehe Schlange).

Der Beitrag, den wir als Berufsgruppen leisten können, ist aufgrund unseres Expert*innenwissens von wesentlicher Bedeutung, findet auch die Journalistin und Klimaaktivistin Louisa Schneider. Sie sagt:

> Psychologische Berufe haben das unglaubliche Potenzial, entscheidend zur Überwindung gesellschaftlicher Hürden beizutragen. Sie können helfen, Angst in handlungsorientierte Hoffnung zu verwandeln, indem sie Menschen

unterstützen, ihre Ängste zu bewältigen und positive Handlungsschritte zu entwickeln. Psycholog*innen können auch dazu beitragen, Gemeinschaften zu stärken, indem sie Wege aufzeigen, wie Menschen sich organisieren und zusammenarbeiten können, um gemeinsame Ziele zu erreichen. Ihr Wissen kann dabei helfen, die Narrative um die Klimakrise zu ändern, weg von Katastrophenbildern hin zu Geschichten der Resilienz und des gemeinsamen Handelns. Durch diese Unterstützung können Menschen motiviert werden, den Mut zu finden, den Ballast der alten Welt loszulassen und eine neue, gerechtere Welt aufzubauen.

Unsere professionelle Handlungsfähigkeit braucht Ideen und Ziele, Möglichkeiten und Erfolgserlebnisse. Zum Glück machen sich bereits viele Kolleg*innen Gedanken über genau diese Fragen – einige dieser Überlegungen sollen hier zum Abschluss des Kapitels dargestellt werden.

Was denken Menschen, die sich bereits mit diesem Themenfeld beschäftigt haben, über die Rolle der Psy.-Berufe in Bezug auf die sozial-ökologische Transformation?

Dr. Julia Asbrand, Professorin für Klinische Psychologie des Kindes- und Jugendalters:

Die Psychologie beschäftigt sich damit, wie wir ins Handeln kommen – das heißt, wie wird aus einer Motivation oder einem Gedanken Verhalten? Wie kann das Verhalten einer Person auf eine gute Art das Verhalten anderer Personen »anstecken«? Wie können wir komplexe Informationen an andere vermitteln, sodass sie diese verstehen? Diese Informationen müssen wir der Gesellschaft, anderen wissenschaftlichen Disziplinen und der Politik zur Verfügung stellen.

Dr. Hans Rusinek, Arbeitsforscher, New Work-Spezialist und Consultant:

Ich (verheiratet mit einer Psychotherapeutin) hoffe, dass mehr Psy.-Berufe verstehen, welche politische Rolle sie spielen. Wo etwa die positive Psychologie oft eher apolitisch und systemstabilisierend ist, sollten sich

Psy.-Berufe vielmehr als Transformationsbeschleuniger sehen, und verstehen, dass sie systemreformierend sein können. Das Deutlichmachen der Verbindung von Systemkrisen auf individueller Ebene wird hier entscheidend sein. Psy.-Berufe sind politische Akteure.

Carel Mohn, Journalist und Politikwissenschaftler:

Die aktuellen Krisen sind eben auch Krisen der kollektiven psychischen Gesundheit. An den Wahlerfolgen faschistischer, auf Eigennutz und Ich-zuerst-Instinkten setzenden Parteien zeigt sich, wie leicht grundlegende psychische Bedürfnisse politisch manipuliert und missbraucht werden können. Hier sind die Psy.-Berufe gefragt, auf diese Mechanismen aufmerksam zu machen, und Vorschläge zu machen, wie sie durch politisches und gesellschaftliches Handeln unterbrochen werden können. Ganz praktisch müssen die Psy.-Berufe deshalb aus der Nische der Politikferne herauskommen und dürfen sich nicht länger scheuen, sich auch mit Handlungsvorschlägen in die praktische Politikgestaltung einzubringen.

Mareike Schulze, Diplom-Psychologin und Psychologische Psychotherapeutin:

Die psychologischen Berufsgruppen können den Menschen bei grundlegenden Fragen nach individuellen und gemeinschaftlichen Werten unterstützen, die die Abwendung von traditionellen Werten und Hinwendung zu einer Neuorientierung mit sich bringen. Sie können helfen, mit anstehenden großen Veränderungen und damit einhergehenden Unsicherheiten umzugehen. Dabei ist es wichtig, psychische Bewältigungsstrategien zu stärken und psychische Kompetenzen zu fördern, die den Umgang mit Stress, Angst und Unsicherheit erleichtern können. Dazu zählt beispielsweise die Förderung von Unsicherheitstoleranz, Selbstfürsorge oder Anpassungsfähigkeit. So kann die Resilienz von einzelnen Personen, aber auch von Gemeinschaften gestärkt werden. Bei großen Umbrüchen entstehen oft Polarisierungen, Spaltungen und Spannungen, wobei psychologische Fachpersonen vermittelnd unterstützen und Konflikte entschärfen können, indem sie beispielsweise die Perspektivübernahme fördern oder kommunikativ einen respektvollen Umgang bahnen. Dabei geht es auch um die Förderung des Gefühls von sozialem Zusammenhalt und Gruppenkohäsion.

Jessica Meininger, Diplom-Psychologin und Psychologische Psychotherapeutin:

Um ehrlich zu sein, frage ich mich das selbst oft. Vielleicht liegt ein Beitrag zum einen am ehesten in der Aufklärung über bekannte psychische »Fallen«, mit der Hoffnung, dass damit ein Gegensteuern möglich wird, wo wir Menschen uns oft selbst auf den Füßen stehen oder langfristig schaden. Allerdings reicht diese Bewusstwerdung nicht aus, ähnlich wie die Kenntnis über die wissenschaftlichen Fakten über die menschenverursachten ökologischen Veränderungen nicht ausreicht. Zum anderen liegt ein Beitrag vielleicht in Angeboten, mit der Verzweiflung, Angst, Schuld, Wut und anderen emotionalen Reaktionen nicht allein zu bleiben, und – am besten bereits jetzt – psychische Resilienz im weitesten Sinne und »gute« innere Zustände, die, so weit wie möglich, unabhängig sind von äußeren Faktoren, zu fördern. Allerdings kommt es mir so vor, dass es vor allem eine Arbeit ist, die jede*r an sich selbst zu tun hat und die von jeder Person getan werden kann. »Wir« Psycholog*innen oder Psy.-Berufe sind davon genauso nicht ausgenommen. Ich glaube nicht, dass wir bei eigener Betroffenheit darin besonders besser sind, und auch nicht, dass wir besonders gute Konzepte dafür haben. Es ist eine völlig neue und unbekannte Situation, einer Bedrohung und realen globalen Veränderungen dieses Ausmaßes ausgesetzt zu sein. Vielleicht ist das Interesse an und sind die Kenntnisse und Erfahrungen mit menschlichem Verhalten und Erleben nützlich, um in Konfliktfällen oder Entscheidungsprozessen vermitteln zu können. Ein Zaubermittel ist es in der komplexen Problemlage aber sicher nicht.

Dr. Fabian Chmielewski, Diplom-Psychologe und Psychologischer Psychotherapeut:

Als Psychotherapeut:innen ist es unsere wichtigste Aufgabe, psychische Krankheiten zu lindern, psychische Belastungen zu reduzieren. Ich glaube an dieser Stelle nicht an die These des Buches »Hundert Jahre Psychotherapie – und die Welt wird immer schlechter«. Ich denke: Indem wir Individuen bei der Bewältigung ihrer psychischen Schwierigkeiten unterstützen, stabilisieren wir nicht unbedingt den Status Quo, helfen nicht nur Menschen, das richtige Leben im Falschen zu führen. Im Gegenteil:

Studien zeigen, dass Menschen zum Beispiel im Rahmen der Klimakrise weniger zu Verleugnungsstrategien greifen, wenn sie ein erfülltes Bedürfnissystem haben. Erfüllte psychologische Grundbedürfnisse – und daran arbeiten wir ja in unseren Therapien – machen resilienter im Umgang mit den Krisen: Wir können der Realität dann besser ins Auge sehen und uns zielgerichteter engagieren. Therapie soll Menschen selbstbestimmter machen: Psychotherapie soll Patient:innen ein Leben ermöglichen, das sie als kongruent mit ihrem Werte- und Bedürfnissystem erleben, »was durchaus bedeuten kann – in Absage und Opposition gegenüber dem Bestehenden« (Marcuse, 1963, S. 105). Therapie gewöhnt also Engagierten nicht zwangsläufig das Engagement ab.

Psychotherapeut:innen außerhalb des Therapieraums können aber noch mehr tun (wenn sie denn wollen): Ich arbeite aktuell zum Beispiel an einem Gruppenkonzept zur »globalen Krisenresilienz« mit der Idee, dass wir auch präventiv Sorge tragen können, Menschen resilienter zu machen im Umgang mit den aktuellen und kommenden gesellschaftlichen Herausforderungen. Ein Baustein könnte hier zum Beispiel die psychologische »Impfung« sein: Studien zeigen, dass Menschen umso weniger anfällig für Manipulationsversuche (z. B. durch fossile Industrien gesponserte Kampagnen oder Kriegspropaganda) sind, wenn sie vorher mit den Mustern dieser Manipulationsversuche bekannt gemacht wurden: Psychische Antikörper gegen Desinformation lassen sich also stärken.

Dr. Sebastian Karl, Psychiater, Zentralinstitut für Seelische Gesundheit:

Ich denke, es ist erstmal wichtig, eine Mehrheit der Menschen in den Psy.-Berufen für die Erkenntnis zu gewinnen, dass gesellschaftliche Transformationen unumgänglich sind und für die psychische Gesundheit am Ende ein Gewinn sein können, damit sie das dann auch in der Breite nach außen tragen können, zum Beispiel im Kontakt mit Patient*innen, Kolleg*innen, Familie und Freunden und weiteren Netzwerken. In zweiter Linie ist es wichtig, dass gerade die »Entscheidungsträger*innen« beziehungsweise »Meinungsführer*innen« in unseren Berufen diese Erkenntnisse immer wieder anbringen, gerade auch im Kontakt mit der Politik, und dabei auch unsere Expertise anbieten.

Dr. Susanne Saha, Ärztin, Diplom-Biologin und Vorsitzende der AG Nachhaltigkeit in der Deutschen Dermatologischen Gesellschaft (DDG)

Für mich nehmen Psy.-Berufe eine Schlüsselrolle im gesellschaftlichen Transformationsprozess ein. Ihre Bedeutung zeigt sich in verschiedenen wichtigen Bereichen unseres Zusammenlebens. Sie fördern die Resilienz, indem sie Menschen helfen, Veränderungen zu bewältigen und sich positiv anzupassen. Gleichzeitig tragen die Beschäftigten der Psy.-Berufe zur Überwindung gesellschaftlicher Spaltungen bei, indem sie den Dialog zwischen verschiedenen Gruppen fördern und bei der Konfliktlösung unterstützen. Psychologen stärken zudem den sozialen Zusammenhalt durch die Förderung von Werten wie Empathie und Solidarität, was zu einem besseren gesellschaftlichen Miteinander beiträgt. Nicht zuletzt arbeiten sie an der Zukunftsfähigkeit unserer Gesellschaft, indem sie sowohl Individuen als auch Gemeinschaften auf kommende Herausforderungen vorbereiten. Ein wichtiger Aspekt ihrer Arbeit sollte die Verdeutlichung der engen Verbindung zwischen Mensch und Natur sein, wodurch sie das Bewusstsein für die Wechselbeziehung zwischen menschlichem Wohlbefinden und Umwelt schärfen.

Dr. Silvia Schneider, Professorin für Klinische Kinder- und Jugendpsychologie:

Die Klinische Psychologie muss weg von ihrem einseitigen individualistischen Ansatz, den sie in der Forschung und in der Psychotherapie im Erwachsenenbereich verfolgt. Unsere Psychotherapiekammer fordert zu Recht: Wir sollten in der Psychotherapie gesellschaftsrelevante Themen mehr beachten, da haben wir viel zu sagen und zu tun. Dass wir eben nicht nur individualistische Einzeltherapien durchführen, sondern uns als Berufsgruppe auch damit auseinandersetzen: Was sind krankmachende Systeme? Die Muster-Weiterbildungsordnung für Psychotherapeut:innen enthält als ausdrückliches Ziel die Qualifizierung für Tätigkeiten in Prävention und hier muss es dann auch um Verhältnisprävention gehen.

Die Kinder- und Jugendlichenpsychotherapie interessierte sich schon immer für die Verhältnisse, in denen Kinder leben und hat daher immer schon mit Familie und Schule zusammengearbeitet. Ich erlebe insbesondere bei den jüngeren Kolleg*innen, dass sie da schon viel breiter aufgestellt sind und sich fragen: Wie kriegen wir das Wissen zu den Akteuren, die wirklich an den Kindern sind?

Das Problem ist: Nur ehrenamtlich kann man das auf Dauer nicht machen! Wir brauchen neue Berufe für Psychotherapeut*innen, die hier in Verantwortung gehen, neue Arbeitsfelder und neue Perspektiven auftun.

Dr. Julian Schmitz, Professor für Klinische Kinder- und Jugendpsychologie:

Ich denke schon, dass wir an verschiedenen Stellen ganz wichtige Aufgaben in dieser Transformation haben. Ich komme aus dem Kinder- und Jugendbereich, das heißt, das, was mich umtreibt und wo ich einen Handlungsbedarf erlebe, ist eine Ausrichtung auf die Zukunft für nachfolgende Generationen. Wir müssen hier auch auf die Perspektive von Kindern und Jugendlichen schauen.

Eine ausschließlich wissenschaftsfokussierte Perspektive, die sagt: »Wir geben keine Aufträge, wir geben keine Handlungsimpulse« – das finde ich als Kinder- und Jugendlichenpsychotherapeut zu kurz gedacht. Weil einfach die Krise und die Nöte der jungen Menschen so bedeutsam sind. Wenn wir nicht für sie sprechen, macht es keiner. Als Wissenschaftler*innen können wir beispielsweise auch die Politik beraten oder öffentlich kommunizieren. Da reicht es nicht zu sagen: »Hier habt ihr ein Factsheet und macht doch damit, was ihr wollt«. Ich finde, es ist unsere inhärente Aufgabe. Da haben wir einen Auftrag auch im Bereich des Kindeswohls.

In der Klinischen Psychologie geht es darum, mehr wegzukommen von dem Thema der Intervention hin zur Prävention und dabei auch deutlich zu machen, dass es ein Aufgabengebiet der Klinischen Psychologie sein muss, psychische Störungen möglichst früh zu verhindern. Es braucht einen Fokus auf die Prävention und die Förderung positiver Entwicklungsfaktoren.

4 Von der Isolation zur Verbundenheit – Intersubjektivität und Intentionalität als Grundlage eines neuen Wir-Gefühls

Ratten sind gewöhnliche, aber unbeliebte Tiere. Sie sind über ihre Flöhe beziehungsweise die durch sie übertragenen Bakterien mitverantwortlich für die Verbreitung der Pest und damit für die wohl tödlichste Epidemie der Menschheitsgeschichte. Und wir sind bis heute von ihrem Gedeih und Verderb nicht unabhängig. Sie leben mitten unter uns und konnten während der Lockdowns der Corona-Jahre sogar neue städtische Räume für sich zurückerobern. In Paris zum Beispiel haben rattenbedingte Kammerjägereinsätze von 2022 auf 2023 um ein Viertel zugenommen, und es ist unklar, ob in der französischen Hauptstadt heute mehr Ratten oder mehr Menschen leben. Die Tiere stehen mit uns in wechselseitiger Aufmerksamkeit, wir arrangieren und vertreiben uns gegenseitig. Der Pariser Stadtrat diskutierte noch vor wenigen Monaten, ob die Müllabfuhr regelhaft schon abends kommen sollte, damit Ratten weniger Notwendigkeit haben, ihren Bau beziehungsweise ihre Nester zu verlassen. Es wurde gar eine App entwickelt, mit der Pariser Bürger*innen Rattensichtungen melden können, und eine daran angeschlossene, mit Trockeneis aufwendig arbeitende »Bürgerbrigade« gegründet (ARTE, 2023).

Es gibt viele Mythen über ihre besondere Intelligenz, Überlebenskunst oder ein kollektives Bewusstsein von Ratten. Werden sie tatsächlich, wie einige annehmen, »die Menschheit überleben«? Die Tiere haben zweifellos eine hochentwickelte Kommunikation und teilen etwa Nahrung und Umweltinformationen miteinander, was ihre Überlebensfähigkeiten erhöht (Max-Planck-Gesellschaft, 2020; ARD alpha, 2022).

Die Art und Weise, wie Ratten kommunizieren und Probleme im Kollektiv lösen, dient hier nur der Vorstellbarkeit von Intersubjektivität, denn es gibt einige interessante Ähnlichkeiten zwischen diesen Tieren und uns Menschen: Menschen wie auch Ratten können untereinander kommunizieren, vom Wissen anderer lernen, kollektive

Entscheidungen treffen und koordiniert agieren (auch wenn sich dieser Prozess bei Menschen deutlich komplexer und formeller gestaltet). Und Ratten wie Menschen verfügen möglicherweise aufgrund dieser Talente über außergewöhnliche Fähigkeiten, sich an ihre Umwelt anzupassen und zu überleben.

Zurück zum Menschen: Es war eine bahnbrechende paradigmatische Neuorientierung der Psychoanalyse, dass seit den späten 1970er Jahren der Blick der Behandler*innen vermehrt auf die therapeutische Beziehung (statt auf die Einzelperson als Patient*in) gerichtet wurde. Die Art und Weise, wie eine Person in Kontakt tritt, sich zuwendet, mitschwingt und welche zwischenmenschliche Dynamik sich offen oder zwischen den Zeilen entwickelt, gelangte in den Fokus der psychotherapeutischen Wahrnehmung. Diese Weiterentwicklung wird in der psychodynamischen Psychotherapie, wozu die tiefenpsychologisch fundierte und die psychoanalytische Psychotherapie gehören, als sogenannte intersubjektive Wende bezeichnet.

Mit diesem neuen therapeutischen Fokus auf die Intersubjektivität, also den Raum zwischen (inter) mindestens zwei Subjekten (Menschen), wurde eingeräumt, dass die Behandler*innen eben nicht als abstinente, neutrale »weiße Wand« den Patient*innen gegenübersitzen, sondern dass sie mit ihrer Art und ihrem Wesen den Kontakt ganz maßgeblich mitgestalten. Es war eine erste Abwendung von der zuvor oft machtvollen und hierarchischen Szenerie, in der eine Person berichtete und die andere angeblich neutral analysierte. Und das Eingehen und Aufrechterhalten von Beziehungen wurde damit nicht nur als Merkmal psychischer Gesundheit anerkannt, sondern das Therapiezimmer wurde auch zum Erprobungsraum für Patient*innen, um dort im Kontakt bestenfalls korrigierende Erfahrungen sammeln zu können. Unsere Abhängigkeit von gelingenden sozialen Netzen (hier wieder eine Parallele zu Ratten: erhöhte Überlebensfähigkeit durch Eingebundenheit in eine Gemeinschaft) wurde somit auch vermehrt psychotherapeutisch abgebildet.

In der Verhaltenstherapie gab es keinen vergleichbaren aufsehenerregenden Paradigmenwechsel, allerdings gab es auch nie eine in ihrem Ausmaß vergleichbare Hierarchie zwischen Behandler*in und Patient*in wie in der Psychoanalyse. Zudem erhält hier der intersubjektive Raum vor allem in der Kinder- und Jugendlichenpsychotherapie schon länger mehr Beachtung. Prof. Dr. Silvia Schneider sagt im Zoom-Interview mit mir:

Das individuumszentrierte, biologistische Vorgehen funktionierte bei Kindern noch nie. Aber auch darüber hinaus funktioniert es so nicht mehr. Es braucht in der Psychologie immer auch eine Betrachtung des Sozialraums, in dem sich die Person bewegt. In unserer Forschung zur Eltern-Kind-Beziehung haben wir festgestellt: Wenn sich etwas bei einer Person ändert, ändert es auch bei den anderen Personen etwas. To the worse and to the better. Psychotherapie beim Kind ruft auch Veränderungen bei der Mutter hervor. Und andersrum ist es für viele noch plausibler: Wenn man die Eltern behandelt, nützt das den Kindern. Bewertungssysteme innerhalb der Familie und Peergroup werden weitergegeben.

Was für Kinder und Jugendliche gilt, gilt für Erwachsene ganz ähnlich: In jedem Sozialraum, in dem wir uns bewegen, nehmen wir wechselseitig Einfluss aufeinander und prägen einander – im Denken, Fühlen und Handeln. Wenn wir auf andere Menschen treffen, sind wir automatisch in gewisser Weise (wenn auch in unterschiedlichem Ausmaß) mit deren Bewusstseinszustand verbunden. Wir spüren beispielsweise, welche Haltungen und Werte unser Gegenüber vertritt oder ob die Person sich eher wohlfühlt oder angespannt ist – und diese Wahrnehmung prägt die Art und Weise, wie wir uns als Person in die Begegnung einbringen und uns hinterher fühlen. Selbst wenn wir nicht darüber nachdenken, findet ein unbewusstes Aufeinander-Einstimmen im Kontakt statt und es entsteht ein unmittelbarer intersubjektiver Raum. In Gemeinschaft, aber auch generell nach Gemeinschaftserfahrungen, existieren wir somit nicht nur als Einzelperson, sondern immer auch als Teil dieser Gruppe und deren Bedeutungszuschreibungen (Harrison u. Tronick, 2021).

Es ist praktisch nicht möglich, sich diesem Rahmen zu entziehen. Selbst wenn wir uns in eine einsame Berghütte zurückziehen, bleiben wir Teil unserer Familie und auch der gesamten Menschheit. Auch unser Denken, Fühlen und Handeln in der Berghütte beruht weiter auf den Erfahrungen, die wir in den verschiedenen vorangegangenen Begegnungen gesammelt haben. Auch zwischen dir und mir als Autorin entsteht durch die Gedanken, die wir hier miteinander teilen, ein intersubjektiver Raum – egal, ob meine Inhalte auf deine Zustimmung treffen oder nicht.

Die Forschung zeigt, dass unser menschliches Bewusstsein ein interpersonales Phänomen ist, obwohl es subjektiv individuell erfahren wird. Das heißt: Als Einzelperson haben wir zwar den Eindruck, unser Bewusstsein liegt in uns selbst, tatsächlich hat es aber keinen bestimmbaren physikalischen Ort. Bewusstsein wird nicht von einem einzelnen Gehirn erzeugt, sondern ist auf viele menschliche Gehirne und ihre Interaktion angewiesen. Alles, was wir an Sprache, Zeichen, Bildern, Normen, Gesetzen, Wissenschaft etc. erschaffen haben, ist Teil des menschlichen Bewusstseins. Die Nutzung dieser Symbole (die Symbolisierungsfähigkeit ist eine menschliche Bewusstseins- und Kulturleistung) und damit auch der Spracherwerb unterscheiden uns auch ganz wesentlich von Ratten und Menschenaffen, die ein solches Erschaffen neuer Ausdrucksmöglichkeiten nie hinbekommen haben (Boessmann, 2013).

Das menschliche Bewusstsein wird also immer angeliefert durch den sozialen und geschichtlichen Kontext, in den wir eingebettet sind. Unser einzelnes Gehirn wird von diesen kollektiven Informationen durchspült. Aus diesen Informationen können sich das Selbst und das Ich herausbilden und bestenfalls zu einem kohärenten subjektiven Selbsterleben inklusive eines individuellen Persönlichkeitsstils führen. Aber wir bleiben mit unserem Bewusstsein abhängig von einem sich ständig weiterentwickelnden Kollektiv (unserer Kultur). Unsere Gedanken sind nicht so frei, wie wir gerne glauben möchten, es ist in den allermeisten Fällen eher eine Illusion des freien Denkens und Wollens, der wir aufsitzen. Wir denken nicht das, was wir selbst erschaffen haben, sondern in den Bildern und Narrativen, die wir in unserem soziokulturellen Umfeld gelernt haben und die wir selbst durch unser Denken, Fühlen und Handeln mitgestalten können (Boessmann, 2013).

In den Sozialwissenschaften bedeutet der Begriff der Intersubjektivität übrigens, dass etwas von mehreren Menschen in gleicher Weise nachvollzogen werden kann, weil man sich über eine Bedeutung einig ist. Wenn beispielsweise unsere Eltern Ratten oder Schlangen ablehnten, ist die Wahrscheinlichkeit größer, dass wir ihnen auch distanzierter gegenüberstehen und keine Freude an ihnen entwickeln. Diese Haltung und die daraus resultierenden Erfahrungen sind dann intersubjektiv.

All diese Ausführungen haben sehr konkrete, praktische Implikationen für unseren Umgang mit komplexen, globalen Krisen: In einem sehenswerten Vortrag stellte die Klimaaktivistin Luisa Neubauer 2023 dar, in welchem Ausmaß unsere Lebensziele bisher fossil besetzt sind (Auto, Reisen, beruflicher Erfolg …) und auf diese Weise als Normalität stilisiert werden (Eberhard Karls Universität Tübingen, 2023). Sie benennt den Lebensalltag der letzten Jahrzehnte als »fossiles Gewohnheitsrecht«, dem wir in vielen Fällen automatisch aufsitzen. In ähnlicher Weise ließe sich ein »kapitalistisches« oder auch »patriarchales Gewohnheitsrecht« nachweisen, denn unsere Gedanken, Gefühle und Einstellungen sind ganz wesentlich von den Beziehungen, Gemeinschaften und der Gesellschaft und ihrer Abbildung in Büchern, Filmen und Social Media geprägt – eben von den intersubjektiven Erfahrungen, die uns in vielen Fällen in die heutigen komplexen Krisenszenarien hineingeführt haben.

Angesichts der drängenden ökologischen Krisen ist es für uns alle, insbesondere aber für sprechende Berufsgruppen mit Vorbildfunktion, von erheblicher Relevanz, diese Grundhaltungen zu reflektieren, um sie nicht automatisiert an unsere Patient*innen weiterzugeben. Dafür reicht es nicht, um diese in unser Bewusstsein eingebrannten Geschichten zu wissen – letztlich müssen sich neue Narrative auch in unserem Denken, Fühlen und Handeln immer wieder aufs Neue konkret abbilden. Wissen kann sich an dieser Stelle wie Handeln anfühlen, ist es aber nicht.

Eine Mitgestaltung des kollektiven Bewusstseins ist möglich. Wir sind als Menschen durchaus in der Lage, die Narrative, die wir leben und weitergeben, zu reflektieren und mitzuprägen und auf diese Weise von machtvollen und finanzstarken Einflüssen, wie wir sie immerzu in Film, Fernsehen, Werbung oder Marketing erfahren, unabhängiger zu werden. Dieses Wissen können wir auch als Psy.-Berufe auf uns selbst und im Sinne der psychischen Gesundheit anwenden. Worauf richten wir unser Denken, Fühlen und Handeln aus? Wodurch ist es geprägt? Bestenfalls können wir auf diese Weise z. B. eine Abkehr von Egozentrismus und rücksichtslosem Hedonismus einleiten – hin zu einer umfassenden kollektiven Verantwortungsethik (siehe Kapitel elf zum Wertewandel) (Boessmann, 2013).

Selbstreflexion:

- Wie unabhängig erlebst du dein Denken, Fühlen und Handeln?
- Mit welchen Menschen, Gruppen und Gemeinschaften hast du in deinem Leben sehr viel Zeit verbracht?
- Welche kulturellen Produkte (Bücher, Filme, Werbung …) haben deine Sicht auf das Leben geprägt? Was wurden dir darin für Narrative vermittelt?
- Wie hat sich das Denken, Fühlen und Handeln aus den Begegnungen und deiner Kultur auf dich ausgewirkt (oder tut es noch immer)?
- Vielleicht hast du schon einmal Zeit in einer anderen Kultur verbracht oder dich intensiver mit dieser auseinandergesetzt. Welche Unterschiede sind dir im Denken und Fühlen dieser Menschen aufgefallen?
- Welche deiner Überzeugungen oder inneren Glaubenssätze sind auf diese Erfahrungen zurückzuführen?

Bewusstseinsbildung findet bei uns Menschen automatisiert und permanent statt, ohne dass wir viel darüber nachdenken. Wir unterscheiden uns dabei individuell, je nachdem wie groß unsere innere Bereitschaft ist, neuen Informationen Wert beizumessen, ein Gefühl zu ihnen zu entwickeln und sie zu integrieren oder grundsätzlicher: in die Welt hinauszugehen und diese zu verstehen. Diese Lernbereitschaft, Intentionalität genannt, wird beispielsweise durch Erziehung ausgeformt und kann bei psychischer Belastung eingeschränkt sein. Es macht dabei auch einen Unterschied, ob wir die neuen Erlebnisse und Informationen nur oberflächlich abspeichern, oder ob wir sie gefühlsbesetzt oder sogar leidenschaftlich verarbeiten, was zum Beispiel in intensiven Erlebnissen oder guten Gesprächen gelingen kann, an die wir uns noch lange erinnern (Boessmann, 2013).

Die Pflege der eigenen Intentionalität und einer gefühlsinkludierenden ausreichenden Verarbeitungstiefe ist für Psy.-Berufe in Zeiten äußerer Krisen von besonderer Bedeutung, denn beide zusammen ermöglichen es, lernbereit, flexibel und anpassungsfähig zu bleiben und auf die hohe Diversität von Patient*innen-Anliegen und Aufgaben empathisch und professionell zu reagieren. Zudem wächst mit der eigenen Intentionalität vermutlich auch die Wahrscheinlichkeit, dass wir Möglichkeiten der Weiterentwicklung und Mitgestaltung nicht übersehen und uns an diesen Stellen eher als (pro)aktiv Handelnde einbringen. Dies kann schon im Behandlungsalltag einen entscheidenden Unterschied machen, etwa darin, ob wir uns bei noch wenig bekannten psychischen Beschwerden unserer Patient*innen auf die Suche nach Informationen machen, lesen oder uns austauschen. Oder eben nicht.

Ein intentionales aktives Einbringen wird von unseren Berufsgruppen im großen Stil benötigt, um die äußeren schwierigen bis krisenhaften Rahmenbedingungen einer sich verändernden Welt konstruktiv mitzugestalten und psychisches Leid zu minimieren. Es kann zudem die innere und äußere Wahrnehmung unseres Berufsbilds erheblich mitgestalten und uns zukunftsfähiger werden lassen. Dafür gibt es viele Hinweise. In ihrer Stellungnahme zu den psychologischen Herausforderungen der Klimakrise, erkennt die EFPA (2023) beispielsweise an, dass der Fokus von individuellem Verhalten hin zu Gruppenaktivitäten und Gemeinschaften rücken muss. Sie sieht zudem eine entscheidende Rolle in der psychologischen Politikberatung, in dem Entgegenwirken gegenüber Politikverdrossenheit und der Förderung von zivilgesellschaftlichem Engagement. Für all dies brauche es auch eine Kehrtwende im Umgang mit Gefühlen, sodass diese als komplexe Schlüsselfaktoren für ein Aktivwerden von Menschen anerkannt werden (»emotions as drivers for action«).

Selbstreflexion:

- Welche Themen berühren gerade dein Herz?
- Was sind die nächsten Schritte, um diesen Themen weiter nachzugehen?

Die Intersubjektivität unseres Bewusstseins und unseres Zusammenlebens ist kein Freifahrtschein, unsere individuellen Einflussmöglichkeiten zu unterschätzen und sich das Problem größer und unlösbarer vorzustellen, als es ist. Im Gegenteil: Intersubjektivität macht ein weiteres Mal deutlich, dass wir durch unser (v. a. intentionales, d. h. fühlendes und stets weitersuchendes) Verhalten vieles verändern können. Mit Blick auf die äußeren Krisen ist das zudem gesünder und gesellschaftlich verantwortungsbewusster, als wenn wir bestimmte Themen auszublenden versuchen, sie mit uns selbst ausmachen oder allein unsere individuellen Konsumentscheidungen zu optimieren versuchen. Oder wie Udo Boessmann (2013) in seinem lesenswerten Buch »Bewusstsein« schreibt:

Biologisch und kulturell gesehen sind wir nicht auf dieser Welt, um ständig glücklich zu sein, sondern [...] um kollektiv zu überleben. [...] Unser Bewusstsein befähigt uns auf seinen fortgeschrittenen Entwicklungsstufen dazu, uns von unseren enkulturierten Selbstkonzepten sowie unseren habituellen Denkmustern nach und nach wieder zu distanzieren und unser Erleben und Wollen, aber auch unser Mühen und Leiden in übergeordnete Sinnzusammenhänge einzubetten. (S. 201)

Als Arzt und Psychotherapeut kann ich mich tagtäglich davon überzeugen, dass die verzweifelte Suche nach privatem Glück, nach Erfolg und Status, Unterhaltung, materiellem Wohlstand, sinnlicher Stimulation und Ablenkung und die Vermeidung von Anstrengung sowie die künstliche Abtötung von Unlust, Schmerz und Angst zu keiner (Er-)Lösung führt, sondern im Gegenteil das Leiden der Menschen meist noch vermehrt, weil genau dieses vehemente Streben nach subjektiven Glücksmomenten den Weg für eine echte Heilung des Einzelnen und der Gesellschaft verstellt. Die antrainierte egozentrische Benutzerillusion steht der Tatsache entgegen, dass wir Teil eines Kollektivs sind und deren Gedanken denken. Nur wenn wir uns dessen bewusst werden und uns selbst entschlossen in den Dienst der Gemeinschaft [...] stellen, kann meines Erachtens unsere Seele heilen. (S. 282 f.).

5 Rahmenbedingungen – äußere Einflüsse, die auf unsere Psyche wirken

Was macht gerade besonders krank, Dr. Susanne Saha?

Die psychische Belastung vieler Menschen resultiert aus einer komplexen Interaktion biologischer, psychischer, sozialer und umweltbedingter Faktoren. Zu den zentralen sozialen Stressoren zählen zunehmende ökonomische Instabilität, verstärkte soziale Isolation (verstärkt durch die COVID-19-Pandemie), Informationsüberflutung gekoppelt mit gezielter Desinformation sowie die daraus resultierende wachsende gesellschaftliche Polarisierung. Parallel verstärken Umweltfaktoren wie die Klimakrise die Zukunftsangst und tragen als »Klimaangst« zur Belastung bei. Zusätzlich beeinflussen direkte Umweltfaktoren wie Luftverschmutzung und erhöhte Allergenbelastung die körperliche Gesundheit, beispielsweise durch die Entwicklung oder Verstärkung von Hauterkrankungen. Diese physischen Beeinträchtigungen können wiederum zu einer Verminderung der Lebensqualität führen und psychische Belastungen zusätzlich auslösen.

Es gibt ein Phänomen, das einigen engagierten Kolleg*innen rätselhaft ist und das hier bei einer weiteren vertieften Betrachtung des Einflusses äußerer Rahmenbedingungen nicht unerwähnt bleiben soll: Auch wenn die Forschung eindeutig dafür spricht, dass äußere Krisen unsere psychische Gesundheit verschlechtern (vgl. Clayton et al., 2021), bildet sich dies kaum inhaltlich in Beratungen und Behandlungen ab. Patient*innen thematisieren die äußeren Krisen nur selten, stattdessen dominieren weiterhin Themen wie individuelle Symptombelastungen, Paar- oder Familienkonflikte[1].

Deutlich wurde dies zuletzt an der Aufarbeitung der psychischen Folgen der COVID-19-Pandemie oder des Ahrtal-Hochwassers. Bei-

1 Wenn du dich für die Themen interessierst, die in der Kinder- und Jugendlichenpsychotherapie vermehrt auftauchen, schau gerne mal auf www.bipsy.de vorbei.

de Katastrophen schadeten nachweislich der psychischen Gesundheit der direkt oder indirekt betroffenen Menschen (Augustin et al., 2024; Haserück, 2021), gleichzeitig blieb eine verstärkte inhaltliche Auseinandersetzung in den Therapiezimmern, aber auch in der Öffentlichkeit eher aus. Klimaschutz geriet selbst nach der katastrophalen Überflutung in Deutschland mit mehr als zweihundert Toten und den gleichzeitig bedrohlichen Prognosen aus der Klimawissenschaft wieder mehr in den Hintergrund der öffentlichen Debatte.

Die Ursachen für dieses Phänomen sind sicher vielfältig. Mögliche Erklärungsansätze mit Bezug zur Psyche:

- Die indirekten psychischen Folgen der globalen Krisen sind mächtiger als die direkten Folgen. Wie Susanne Saha im Eingangszitat dieses Kapitels schreibt: Psychische Belastungen entstehen auf vielfältigen Wegen, etwa durch soziale Isolation, Flucht, finanzielle Unsicherheit, körperliche Erkrankungen. All diese Faktoren werden durch äußere Krisen verschärft, aber keineswegs direkt auf sie zurückgeführt.
- Die durch die Krisen ausgelösten Gefühle wie Unsicherheit und Hilflosigkeit oder der von ihnen ausgelöste Stress werden individuell wahrgenommen und verarbeitet, was für einzelne greifbarer und kontrollierbarer ist als der Blick auf die psychische Belastung für sämtliche Betroffene oder die Krise an sich. Die Summe von Stressfaktoren verstärkt gleichzeitig individuell bestehende Belastungen.
- Die Dimension der globalen Krisen und ihr existenzieller Charakter begünstigen psychische Abwehr wie Reaktanz, Bagatellisierung, Verdrängung oder Vermeidung – auch bei den Psy.-Berufen.
- Soziale Normen und inhaltliche Erwartungen in Therapie und Beratung: Gehören diese Themen dort hin und in welchem Ausmaß? Das ist mitunter weder Kammern, Verbänden, Patient*innen noch Behandelnden klar.

Grundsätzlich gilt festzuhalten, dass schon in dem Moment, in dem ein*e Patient*in soziale Themen anspricht (z.B. einen Konflikt in Familie, Partnerschaft oder Beruf), die rein individuelle Perspektive (Mikroebene) verlassen wird und der Blick systemisch auf eine Mesoebene geweitet wird. Dies ist in Behandlungen regelhaft der Fall und die Einflüsse dieser Stressoren im Nahfeld sind zweifellos von enormer Bedeutung für die psychische Gesundheit. Freundschaften, Familie, Partnerschaft, Schule, Beruf … – diese Lebenswelten beeinflussen unser individuelles Wohlbefinden erheblich und bedürfen im Sinne des psychischen Gesundheitsschutzes mehr öffentlicher Beachtung. Eine gesellschaftliche, ökologische, geopolitische oder globale Makroebene wird in Behandlungen seltener berührt. Doch auch hier wirkt sich das Funktionieren oder Nicht-Funktionieren des Systems auf die psychische Gesundheit des Individuums aus. Ereignisse auf der Makroebene haben zudem oft Einfluss auf das Funktionsniveau der Mesoebene, also der Lebenswelten, in denen wir Menschen uns alltäglich aufhalten. Insofern sind die Zusammenhänge komplex, und es ist sinnvoll, **beide Ebenen nicht gegeneinander auszuspielen, sondern gemeinsam zu denken** (Zitat von Prof. Dr. Julian Schmitz aus unserem Mailkontakt zu dieser Buchrecherche).

Zusammenfassend lässt sich festhalten: Sämtliche Rahmenbedingungen, die wir individuell in unserem näheren Umfeld, aber auch gesellschaftlich erleben, oder denen wir ausgesetzt sind, bestimmen unsere psychische Gesundheit mit – auch wenn wir als Menschen mit unserer Wahrnehmung im Alltag eher auf individuelle Probleme und Begegnungen im Hier und Jetzt fokussiert sind. Diese Bedingungen beeinflussen intersubjektiv beispielsweise, bis zu welchem Ausmaß wir uns individuell sicher fühlen und entfalten können, Wohlbefinden und Zuversicht erleben.

Die Resilienz der Einzelnen ist immer abhängig von der Resilienz des Systems

Psychotherapien, medikamentöse Behandlungen und Beratungen gelangen an Grenzen, wenn die jeweiligen Rahmenbedingungen der Patient*innen eine weitere Gesundung nicht zulassen (siehe das Beispiel von Sarah aus Kapitel zwei). Es gibt verschiedene solcher Situationen, in denen etwa eine Veränderung der inneren Haltung oder die Aufarbeitung der zugrunde liegenden Gefühle und Verhaltensmuster nicht für eine nachhaltige psychische Entlastung ausreichen. In diesen Fällen kann es eine sinnvolle Lösung sein, den

Patient*innen diese Begrenzung bewusst zu machen und sie in Entscheidungsprozessen zu unterstützen, zum Beispiel sich im Sinne eines nächsten Entwicklungsschritts von einem schädlichen Umfeld abzugrenzen oder es ganz zu verlassen. Eine psychische Aufarbeitung einer Traumatisierung kann beispielsweise nur dann stattfinden, wenn sich die*der Betroffene in ausreichend sicherer Umgebung befindet und in der Regel auch nur dann, wenn kein Täter*innenkontakt mehr besteht. Bei Kindern und Jugendlichen müssen derartige Entscheidungen besonders unterstützt oder abgenommen werden und können auch eine Herausnahme aus dem Familiensystem oder einen Schulwechsel bedeuten.

In psychotherapeutischen Behandlungen stellt wie oben dargestellt häufiger das nahe Umfeld eine derartige Gesundheitsgefährdung dar, also eher die Meso- als die Makroebene. Das ist aber bei weitem nicht immer der Fall, wie Flucht und Vertreibung aufgrund von Lebensraumzerstörung, bewaffneten Konflikten oder ähnlichem zeigen. Die betroffenen Menschen müssen dann oft überhaupt erst die Voraussetzungen dafür schaffen, Hilfe in Anspruch nehmen zu können (z. B. ein fester Wohnort oder ausreichende (Versorgungs-)Sicherheit), und für sehr viele sind diese Voraussetzungen auch nie gegeben.

Es kann ein enormer Therapieerfolg sein, wenn es einem Menschen gelingt, sich aus einer gewaltvollen Beziehung zu lösen, sich von einem kontrollierenden Elternteil abzugrenzen oder sich aktiv nach einer anderen Arbeitgeberin umzusehen. Denn Sicherheit und Entwicklungsspielraum von Systemen, in denen sich Menschen aufhalten, sind eine wesentliche Voraussetzung dafür, dass sich ein solches Erleben auch in Individuen einstellt. In sehr vielen Fällen kann Gesundheit nur gelingen, wenn die Rahmenbedingungen ausreichend gut beziehungsweise für das Individuum passend sind.

Es gibt jedoch eine Vielzahl von Rahmenbedingungen, in denen ein derartiges therapeutisches Vorgehen nicht möglich oder fragwürdig ist. So wird eine angehende, motivierte Lehrkraft abhängig von den schulischen Gegebenheiten und davon, inwiefern sie in ihren Ideen und ihrer inneren Haltung Unterstützung erfährt, eher zu einem engagierten, zuversichtlichen Vorbild für viele Schüler*innen oder zu einer angestrengten Person, die täglich die Vorgaben des Kultusministeriums minimalerfüllt. Ein Berufswechsel ist für Lehrkräfte nur in seltenen Fällen und oft unter erheblichen persönlichen und finanziellen Nachteilen möglich. Das System kann schwer verlassen werden. Einer solchen Lehrkraft zum Berufswechsel zu raten, wäre zudem bitter, da Kinder, Jugendliche und die Schule an sich von »frischem Wind« und engagierten Lehrkräften enorm profitieren können.

Ähnlich verhält es sich auf der Makroebene: Aus gesellschaftlichen oder sozial-ökologischen Zusammenhängen können viele Menschen sich hierzulande zeitweise ins Private zurückziehen (sofern sie privilegiert genug sind, bei weitem nicht alle Menschen können das!), doch die Krisenherde wirken weiter und beeinflussen die sozialen Kontakte und Gemeinschaften des Alltags über vielfältige direkte und indirekte Wege. Zudem ist ein inneres Abwenden von gesellschaftlichen Herausforderungen im Sinne der Demokratie, die der Mitgestaltung bedarf, mit erheblichen Risiken und Nebenwirkungen verbunden. Eine solche Haltung gefährdet mittelfristig den sozialen Zusammenhalt. Lebendige, gesunde Gesellschaften brauchen einen offenen Diskurs, eine Streitkultur und Menschen, die mitfühlen und sich einbringen und damit die Resilienz ihres Systems erhöhen. Gesellschaftliches Engagement und politische Partizipation erhöhen zudem auf der individuellen Ebene das gesundheitsfördernde Selbstwirksamkeitserleben und das Identifikationspotenzial mit der Gemeinschaft, in der wir uns verorten (Clayton et al., 2021; Wray-Lake et al., 2017; Schwartz et al., 2022; Klar u. Kasser, 2009).

Kinder, Care-Arbeit und das Patriarchat

Das Wissen von der gesundheitsförderlichen Wirkung von politischer Partizipation und gesellschaftlichem Engagement hat ganz praktische Implikationen, etwa wenn wir den Blick darauf richten, wer in unserer Gemeinschaft wie viel mitbestimmt. Kinder und Jugendliche sind in unserer Gesellschaft von politischen Entscheidungen in vielerlei Hinsicht ausgeschlossen und bleiben in demokratischen Prozessen unterrepräsentiert (Asbrand, Calvano, Peter u. Dohm, 2024; Peter, Calvano, Asbrand, Simion u. Dohm, 2023; Maschong, Gutberlet, Oehmichen, Peter u. Schuschke, 2024). Der Demokratieforscher Dr. Wolfgang Gründinger sagt im Interview mit dem Magazin krautreporter (2022): »Kinder sollten wählen dürfen, egal wie alt sie sind. Jeder darf wählen [...]. Aber 18 muss man sein?« Demokratie leide, wenn die Jungen ausgeschlossen würden. Er ergänzt: »Demokratie ist nicht nur eine verfassungsrechtliche Spitzfindigkeit, Demokratie ist die Frage, wie wir gemeinsam leben wollen. Demokratie sagt, dass alle Bürger:innen mitmachen dürfen. Jetzt ist aber ein Drittel aller Wähler:innen über 60 Jahre alt. Die Hälfte der Parteimitglieder von SPD, CDU, CSU ist über 60 Jahre alt.«

Die strukturelle Nicht-Beteiligung von Kindern und Jugendlichen kann zu Politikverdrossenheit führen, und zu dem Gefühl, dass die eigene Stimme in der Gesellschaft nicht zählt. Susanne Mierau (2024), Diplom-Pädagogin und Autorin, schreibt dazu auf Instagram: »Wenn wir unsere Kinder zu Freiheit und Demokratie erziehen wollen, stellt sich immer die Frage, ob ich sie wirklich dazu befähige, ja ermutige, die eigene Meinung zu sagen.« Wenn etwa Schüler*innen ernsthaft mehr mitbestimmen dürften, wäre das gelebte Demokratieförderung in der Schule. Dazu gibt es bereits etablierte Ansätze wie den FREI DAY, der an mehr und mehr Schulen in die Tat umgesetzt wird und Kindern und Jugendlichen konkrete Mitgestaltungs- und Beteiligungsmöglichkeiten bietet (https://frei-day.org). Hinsichtlich der Vorteile bzgl. psychischer Gesundheit und Resilienzentwicklung stünde es unseren Berufsgruppen gut, derartige Vorhaben argumentativ zu unterstützen (Asbrand et al., 2024; Peter et al., 2023; Maschong et al., 2024).

Eng verwandt mit der fehlenden politischen Abbildung der Bedürfnisse von Kindern und Jugendlichen ist die durch die Coronapandemie verschärfte Überlastungskrise der Menschen, die auf sie aufpassen: die sogenannte Care-Krise. Care-Arbeit meint sämtliche Tätigkeiten, die der Sorge um andere Menschen dienen, wie die Pflege, Betreuung und Erziehung von Kindern, kranken oder älteren Personen, sowie Hausarbeit. Sie bleibt gesellschaftlich oft unsichtbar, wird unzureichend oder gar nicht bezahlt, ist aber oft körperlich und psychisch anstrengend und Voraussetzung für die Funktionsfähigkeit unseres Wirtschaftssystems (Meier-Gräwe, 2020). Betroffen sind vorrangig Frauen, die weiterhin die Hauptlast der oft unsichtbaren und kognitiven Sorgearbeit übernehmen (Destatis, 2024). Belastend für die Care-Arbeitenden ist unter anderem die fehlende gesellschaftliche Anerkennung, die ein Gefühl von Wertlosigkeit und oftmals auch Einsamkeit begünstigen kann (Kompetenznetz Einsamkeit, 2024; Meier-Gräwe, 2020). Die geringe gesellschaftliche Wertschätzung von Care-Arbeit hat schwerwiegende Folgen und kann mitunter zu Überlastung und psychischen Beschwerden wie Burn-out-Symptomatiken beitragen (Lott u. Bünger, 2023). Die Betroffenen stellen eine zunehmend große Gruppe von Menschen dar, denn die Care-Krise wird dadurch verschärft, dass in Familien mit Kindern für einen ausreichenden Lebensunterhalt heute oftmals beide Elternteile erwerbsarbeiten müssen (Destatis, 2022). Jessica Meininger, Diplom-Psychologin und Psychotherapeutin, beschreibt ihre Erfahrungen aus der Praxis:

> Viele meiner Patient*innen klagen zum Beispiel über zunehmende Überforderung, Stress und eine Verdichtung der Aufgaben. Insbesondere nehme ich das übrigens bei Müttern mit zu betreuenden Kindern wahr. Einsamkeit oder mangelnde beziehungsweise als wenig erfüllend wahrgenommene soziale Kontakte sind ein weiterer Belastungsfaktor.

Die strukturelle Überlastung der Frauen kann auch die Spannung zwischen den Geschlechtern erhöhen. Bis heute werden Männer in den bestehenden patriarchalen Machtstrukturen beispielsweise oft zu emotionaler Zurückhaltung und beruflicher Dominanz sozialisiert. In modernen Beziehungen, die auf Gleichberechtigung, emotionale Offenheit und geteilte Verantwortung abzielen, fühlen sich viele Männer unsicher und überfordert. Diese Diskrepanz kann zu Beziehungsproblemen, Entfremdungsgefühlen oder Trennungen führen, was eine weitere psychische Belastung für alle Beteiligten beinhalten kann (Plan International, 2023; Hudde, 2023).

Demokratiekrise und Rechtspopulismus

Es waren mehr Männern als Frauen, die bei den letzten Wahlen (rechts-)populistische Parteien wählten (statista, 2024), möglicherweise begünstigt durch die oben beschriebenen Konflikte zwischen den Geschlechtern (Hudde, 2023). Rechtspopulistische Bewegungen, die demokratische Prozesse unterlaufen oder offen ablehnen, neigen dazu, vermeintlich einfache Lösungen für komplexe Probleme zu propagieren, wozu auch die Rückkehr zu traditionellen Familienbildern gehört. Besonders anfällig für derartige Narrative sind Menschen, die sich von der Politik im Stich gelassen fühlen und Angst vor sozialem Abstieg haben. Verbunden ist das oft mit einem Vertrauensverlust in demokratische Institutionen und Prozesse, Misstrauen gegenüber Politiker*innen, der Flucht in Feindbilder, der Annahme einer diffusen äußeren Bedrohung (z. B. durch Migration) und einer Radikalisierung politischer Diskurse (Umweltbundesamt, 2024). Kann man aber auch psychisch gesund sein und gleichzeitig Demokratiefeind? Dr. Julian Schmitz, Professor für Klinische Kinder- und Jugendpsychologie, antwortet auf diese Frage:

Dass man auf einer gesellschaftlichen Ebene Verantwortung übernimmt im Sinne der Demokratie, da glaub ich auch nicht, dass das für die eigene psychische Gesundheit notwendig ist. Aber um psychische Gesundheit gesamtgesellschaftlich zu fördern, ist eine Verantwortungsübernahme notwendig und wahrscheinlich auch im demokratischen Miteinander als Gesamtgesellschaft. In Diktaturen werden Menschen wohl kaum psychisch gesünder sein. Verantwortung übernehmen in einer Demokratie bedeutet ja Dinge mitgestalten, Selbstwirksamkeit erleben – das halte ich schon für wichtig.

Die mit dem erstarkenden Rechtspopulismus verbundenen gesellschaftlichen Entwicklungen bereiten auch den Menschen Sorgen und damit eine zusätzliche psychische Belastung, die sie nicht selbst unterstützen. Dr. Fabian Chmielewski beschreibt die psychischen Auswirkungen dieses Phänomens:

Auch der Rechtspopulismus belastet viele meiner Patient:innen, insbesondere diejenigen mit Migrationshintergrund. Die Krisen können so – das zeigen Studien – vorhandene psychische Erkrankungen weiter verstärken, sie können aber auch eigene Belastungsthemen darstellen. Forscher:innen weisen darauf hin, dass politische Rhetorik Einfluss auf Gesundheit von Menschen mit Migrationshintergrund hat und nennen das »Migrationsstigma« – teilweise verzichten die diskriminierten Menschen dann zum Beispiel auf medizinische Hilfe aus Angst vor Abschiebung. Aber nicht nur das: Eine neue

Studie zeigt interessanterweise auch, dass sich das Wählen einer rechtsextremen Partei in Deutschland auch negativ auf die Wähler:innen dieser Partei auswirken kann: Hetze und Rechtspopulismus scheinen also auf vielerlei Arten psychisch ungesund zu sein (Adena u. Huck, 2024).

Wie können wir mit dem erstarkenden Rechtspopulismus und antidemokratischen Tendenzen gesellschaftlich konstruktiv umgehen? Der Politikwissenschaftlerin Natascha Strobl (2023) zufolge haben wir es gesellschaftlich mit einer »Neuen Rechten« zu tun, die heute mehr auf einen Kulturkampf setze, statt als erstes Ziel in die Parlamente zu dringen. Die Beteiligten versuchen vor allem in die Köpfe der Menschen und den Alltag hineinzuwirken, was durch die sozialen Medien neuen Schwung bekommt. Die Neue Rechte hat in ihre Social Media-Auftritte stark investiert und erntet nun die Früchte. Zu diesem Zweck wird sich auf das konzentriert, was die meiste Interaktion bringt (Gendern, Unisex-Toilette …). Sie liefern am laufenden Band Anekdoten zur Aufregerproduktion (»Ich darf nicht mehr so sein, wie ich bin, wegen der anderen«) und das fruchtet in verunsicherten, frustrierten Gesellschaften.

Ein weiterer wichtiger Faktor, der zu dem derzeitigen Erstarken des Rechtspopulismus einen Beitrag leistet, ist die anhaltende Frustration vieler Menschen in Ostdeutschland. Dr. Steffen Mau (2024), Professor für Makrosoziologie am Institut für Sozialwissenschaften der Humboldt-Universität Berlin, erklärt dies wie folgt: In der DDR fehlten den Menschen demokratische Mitwirkungsmöglichkeiten, sodass sich weniger entsprechende soziale Normen entwickeln konnten (siehe Kapitel zur Intersubjektivität). Nach der Wiedervereinigung wurde das westdeutsche System in Hochgeschwindigkeit auch im Osten etabliert, obwohl es dort durchaus die zunehmend politisierten Stimmen gab, die sich zum Beispiel mehr Mittel direkter Demokratie wünschten. Ostdeutsche Impulse, deren Strukturen und Mentalitäten wurden kaum beachtet, der »Aufbau Ost« wurde ein »Neustart West«. Der Westen wollte »keine Eigen- oder Sonderstrukturen« im Osten. Die Menschen in Ostdeutschland erlebten dadurch, obwohl sie vorher sehr im Aufbruch gewesen waren, eine Einbuße an Handlungsmacht (oder auch politischer Selbstwirksamkeit). Damit ging auch ein Identitätsverlust einher: Das, was

Menschen bisher getan, geleistet, erlebt und vielleicht auch gemocht haben, schien nichts mehr wert oder sogar falsch. Ein daraus resultierendes fragiles Selbstbild mag anfälliger machen für vermeintlich einfache Lösungen. Dr. Silvia Schneider, Professorin für Kinder- und Jugendlichenpsychologie, beschreibt dieses Phänomen aus eigener Erfahrung im Interview mit mir:

> Ich war von 1993 bis 1999 im Osten und habe erlebt, wie es gekippt ist von »wie toll, dass wir keine DDR mehr haben« hin zu »in der DDR war doch alles besser«. Da sind Menschen, die nur frustriert sind, die sich null gesehen, null gewertschätzt fühlen. Wo hat der Westen gesagt: »Oh, da können wir auch von euch was mitnehmen«? [...] Im Osten geht es ganz viel ums Gesehen-Werden und Wertschätzung.

Im Westen war die Demokratisierung nach dem zweiten Weltkrieg vom sogenannten Wirtschaftswunder begleitet gewesen, eine Erfahrung, die möglicherweise die Demokratie, so wie sie sich dann im Westen gestaltete, sehr stützte. Diese Erfahrung konnten die Menschen im Osten nicht machen. Stattdessen folgten nach der Wiedervereinigung eine große Abwanderung vor allem von Frauen, eine ökonomische Dauerkrise, Arbeitslosigkeit, Deindustrialisierung und berufliche Deklassierung, was das Vertrauen in die westliche Demokratie wohl nicht gestärkt haben dürfte. Ostdeutsche arbeiten nun sehr häufig unter westdeutschem Führungspersonal. Für erfolgreiche Transformationen braucht es aber einen »sense of ownership«, also das Gefühl, selbst beteiligt zu sein, gegebenenfalls auch eigene Fehler und Lernerfahrungen machen zu können. Die etablierte Elitenkritik der DDR von vor der Wiedervereinigung übertrug sich in den Folgejahren auf die neue Führungsschicht: »Die da oben, wir hier unten« (Mau, S., 2024).

Die großen Volksparteien sind im Osten nicht etabliert, es fehlen auch zivilgesellschaftliche Instanzen wie Jugendgruppen und Ortsverbände von Parteien, (Sport-)Vereine, Bildungsangebote, Pfadfinder oder ähnliches mit gesellschaftsgestaltendem Anspruch. Was dem Osten helfen könnte, wäre möglicherweise ein emanzipatorisches Projekt mit eigenen Begriffen, Bewusstseinsformen und politischen Zielen (Mau, S., 2024).

Fake News, Dauerinformation, Nachrichtenmüdigkeit

Die Ausbreitung rechtspopulistischer Ideologie ist eng mit den sozialen Medien verknüpft, wo heute im großen Stil politische Meinungen geformt werden. Im digitalen Raum warten darüber hinaus weitere Probleme, zum Beispiel, dass viele Menschen nonstop mit Informationen überflutet werden, die über Social Media, Nachrichtenportale oder Push-Nachrichten ihre Smartphones erreichen. Die dauerhafte Verfügbarkeit von Information bringt viele Vorteile, doch gleichzeitig ist die Masse an Inhalten heute so groß und die technischen Möglichkeiten durch Künstliche Intelligenz (KI) derart gewachsen, dass es schwieriger wird, relevante von irrelevanten Nachrichten, Fakten von Meinungen, Fiktionen und Fake News zu unterscheiden. Die Algorithmen befördern mitunter dieses Problem noch, denn in den sozialen Medien werden emotionalisierte Nachrichten am häufigsten geteilt – unabhängig davon, ob sie wahr oder falsch sind.

Inmitten dieser Informationsflut entscheiden sich daher immer mehr Menschen aus Stress oder Überlastung, Nachrichten komplett zu vermeiden – ein Phänomen, das als »news avoidance« oder »Nachrichtenvermeidung« bezeichnet wird. Waren es 2017 noch 49 % der Menschen, die »gelegentlich Nachrichten vermeiden«, waren es 2022 bereits 65 % (Poulakos, 2023; Newman, Fletcher, Robertson, Ross Arguedas u. Kleis Nielsen, 2024). Ein solcher Rückzug ins Private ist ein demokratisches Problem, denn Demokratie lebt von informierten Bürger*innen und deren bestenfalls fundierten Entscheidungen.

Ein Rückzug vom Nachrichtengeschehen ist erst einmal auch verständlich: Viele Menschen interessiert eher das, wovon sie sich direkt persönlich betroffen sehen, beispielsweise Freizeitgestaltung, bezahlbarer Wohnraum oder Lebensmittelpreise (Poulakos, 2023). News avoidance kann kurzfristig eine starke Erleichterung bringen, zumal die dauerhafte Konfrontation mit schlechten Nachrichten, das sogenannte »Doomscrolling« zu Stress, Angstzuständen, emotionaler Abstumpfung oder Gefühlen von Überforderung und Hoffnungslosigkeit führen kann (Shabahang et al., 2024). Mittelfristig verstärkt die Vermeidung jedoch Gefühle von Isolation und Ohnmacht und das Ausblenden von übergreifenden politischen Fragen oder globalen Bedrohungen lässt vielfach ein diffuses Grundgefühl von Bedrohung zurück (Poulakos, 2023).

Dr. Sebastian Karl, Psychiater am Zentralinstitut für Seelische Gesundheit, antwortet kurz und knapp auf die Frage, welche äußeren Faktoren seiner Einschätzung nach wirklich viele Menschen gerade psychisch krank machen beziehungsweise unsere Psyche sehr belasten: Die verschiedensten äußeren Stressoren (»Krisen«) der letzten Jahre, die digital verstärkt werden. Ich glaube, dass digitale Medien da ein deutlicher Verstärker sind.

Auch Prof. Dr. Julian Schmitz unterstützt diese These. Er sagt:

Ich denke, dass Social Media sehr negative Auswirkungen auf die Gesellschaft und das Miteinander hat. Weil es im Prinzip dazu führt, dass vor allem die negativen Nachrichten und Fake News die Aufmerksamkeit kriegen. Es wird die ganze Zeit auf dich eingeballert. Du hast nicht nur eine Nachrichtenseite, auf der alle zwei Stunden mal ein neuer Artikel kommt. Sondern es kommt dauernd irgendwas und irgendjemand denkt sich irgendeine Schocknachricht aus. Ich glaube, das soziale Miteinander erodiert dadurch. Auch wenn man sich anschaut, wie die Social Media-Nutzung bei Jugendlichen durch die Decke geht. Auch in Social Media hat man genau diese Verhärtung. Es findet ja gar kein Dialog mehr statt, sondern es ist eigentlich gar nichts im Austausch. Gerade auf videobasierten Plattformen wie Instagram und TikTok – das hat ja noch viel weniger den Charakter von Miteinander-Reden oder Austauschen, sondern es ist im Prinzip auch eine soziale Verhärtung plus Doomscrolling 24/7.

Was die Regulation der sozialen Medien angeht, macht die EU, wie ich finde, schon einen ganz guten Job. Aber ich glaub, es ist wie eine neue Droge, die auf den Markt kommt, und keiner weiß, was man damit macht. Und irgendwann sagt einer, wir müssen das jetzt mal verbieten. Aber es wird schwierig, weil es auch mit Meinungsfreiheit verknüpft wird. I don't know. Für mich ist es auch ein wichtiges Medium gewesen, um in den Diskurs zu kommen. Aber ich merk auch bei mir eine gewisse Müdigkeit.

Die virtuelle Welt kann, trotz der vielen Vorteile, die sie auch mit sich bringt, die reale Welt noch düsterer erscheinen lassen. Der dauerhafte Vergleich mit anderen, die möglicherweise vor allem selektiv die schönen und erfolgreichen Momente ihres Alltags darstellen, kann zudem ein vermindertes Selbstwertgefühl und Körperbildstörungen begünstigen (Ärzteblatt, 2022).

Künstliche Intelligenz (KI) und Psyche[2]

KI wird mit sehr hoher Wahrscheinlichkeit die Gesellschaft stärker und vor allem schneller verändern als es jede andere Technik vor ihr getan hat. Dafür sprechen viele Indikatoren: etwa die rasante Entwicklung der letzten Jahre, die weiter voranschreitet, auch wenn nicht alles in den Medien aufgegriffen wird, und die vielen hundert Milliarden, die gerade in diese Technik investiert werden. Lediglich als ein Randbereich wird auch die Psychotherapie stark betroffen sein von Fortschritten und Fehlentwicklungen – zumal sie sehr sprachbasiert ist und damit besonders leicht bereits jetzt durch KI unterstützt und ersetzt werden kann. KI ist außerordentlich gut in der Lage, Empathie zu simulieren, zum Teil sogar besser als dies ein menschliches Gegenüber kann. Mit Blick auf die globale Versorgung psychischer Not kommt hinzu: Psychotherapie ist bisher nur einer Minderheit der Menschen zugänglich und in vielen Fällen noch mit hohen Kosten verbunden. Egal, wie sehr man sich gruselt oder es ablehnt: Die KI wird durch kapitalistische globale Konkurrenzprozesse in einer Geschwindigkeit weiterentwickelt, dass sie sich nur sehr schwer aufhalten lassen wird.

Lea promptet:
Wie kann KI unsere psychische Gesundheit im kommenden Jahrzehnt fördern, wie kann sie sie schädigen. Bitte[3] *je 5 Stichpunkte mit Begründung.*

---

2 Der folgende Abschnitt (»Künstliche Intelligenz (KI) und Psyche«) ist in gemeinschaftlicher Arbeit mit meinem psychotherapeutischen Kollegen Malte Klar (siehe Personenverzeichnis) und unter Nutzung von KI entstanden.

3 Beim Prompten auf ChatGPT wäre ein »bitte« nicht nötig.

ChatGPT antwortet:

Förderung der psychischen Gesundheit durch KI:

1. *Frühzeitige Diagnose und Prävention:* KI kann Muster in Sprache, Verhalten oder digitalen Interaktionen erkennen, die auf psychische Probleme wie Depressionen oder Angstzustände hinweisen. Dies ermöglicht frühzeitige Interventionen, bevor sich die Symptome verschlimmern.
2. *Personalisierte Therapie:* KI kann Therapien individualisieren, indem sie auf spezifische Bedürfnisse und Präferenzen der Patienten[4] eingeht. Algorithmen können etwa die Wirksamkeit verschiedener Therapieansätze analysieren und personalisierte Behandlungspläne entwickeln.
3. *Ständige Verfügbarkeit von Unterstützung:* KI-basierte Chatbots und virtuelle Therapeuten sind rund um die Uhr verfügbar, was Menschen in Krisensituationen sofortige Unterstützung bietet, auch außerhalb der üblichen Therapiezeiten.
4. *Entstigmatisierung durch anonyme Beratung:* Durch KI-gestützte, anonyme Online-Beratungen können Menschen, die sich aus Angst vor Stigmatisierung scheuen, Hilfe zu suchen, niederschwelligen Zugang zu Unterstützung finden.
5. *Nutzung von Gesundheitsdaten für Forschung:* KI kann große Mengen von Gesundheitsdaten analysieren, um besser zu verstehen, welche Faktoren psychische Gesundheit beeinflussen. Dies kann zu präziseren Präventionsstrategien und Therapien führen.

Schädigung der psychischen Gesundheit durch KI:

1. *Verschärfung der Abhängigkeit von Technologie:* Menschen könnten sich zu sehr auf KI-basierte Systeme verlassen und weniger menschliche Interaktion suchen. Diese soziale Isolation könnte psychische Probleme wie Depression und Einsamkeit verstärken.
2. *Fehlinterpretation von Symptomen:* KI könnte in manchen Fällen falsche Schlüsse über den psychischen Zustand eines Menschen ziehen, was zu Fehlbehandlungen oder unangemessener Beratung führen kann[5].
3. *Erhöhte Überwachung und Datenschutzbedenken:* Der Einsatz von KI zur Überwachung des mentalen Zustands (z. B. durch Analyse sozialer Me-

4 ChatGPT entgendert offensichtlich nicht. Vielleicht kann man es beibringen.

5 Das ist bei Menschen, auch bei Fachleuten, allerdings ebenso der Fall.

dien) könnte Bedenken hinsichtlich Privatsphäre und Überwachung verstärken, was zusätzlichen Stress oder Angst auslöst.
4. *Mangel an emotionaler Intelligenz:* Obwohl KI therapeutische Unterstützung bieten kann, fehlt ihr die emotionale Intelligenz und Empathie, die für die menschliche Verbindung in der Therapie essenziell sind. Dies könnte zu einer »kalten« und unzureichenden Unterstützung führen.
5. *Exklusion durch Technologie:* Nicht alle Menschen haben Zugang zu oder die Fähigkeiten, KI-gestützte Dienste zu nutzen. Dies könnte Ungleichheiten in der psychischen Gesundheitsversorgung verschärfen, besonders für technologisch benachteiligte Gruppen.

Medizinische Forschung, komplexe Zusammenhänge und ja, auch Empathie. Wer ChatGPT und Co. regelmäßig nutzt, wird es schon festgestellt haben: Die KI ist uns völlig überlegen. Auch ein Buch wie dieses wird bald nicht mehr mühselig selbst geschrieben werden müssen. Probleme in der Versorgung psychischer Erkrankungen können durch künstliche Intelligenz besser gelöst werden: In Großbritannien zeigte eine Studie beispielsweise, wie KI Menschen helfen kann, sich in Behandlung zu begeben und einen Therapieplatz vermittelt zu bekommen. Mit Hilfe des Chatbots »Limbic Access« wurde bei den Nutzer*innen eine Diagnostik durchgeführt und, falls nötig, eine Behandlungsmöglichkeit vermittelt. Die Analyse von fast 130.000 Betroffenen zeigte: Die Zahl der Selbsteinweisungen stieg daraufhin um 15 % (Habicht et al., 2024), die Menschen begaben sich früher in Behandlung. Für die Regierung wird dieses Vorgehen mit Blick auf die langen Arbeitsausfallzeiten durch psychische Erkrankungen auch von volkswirtschaftlichem Nutzen gewesen sein.

Viele KI-Experten (meist männlich) gehen davon aus, dass auch eine Künstliche Allgemeine Intelligenz (AGI – Artificial General Intelligence), also eine Software mit menschenähnlicher Intelligenz und der Fähigkeit zur autonomen Selbstkontrolle (sich Sachen beibringen und danach handeln) bis 2030 möglich ist. Die Prognosen haben sich diesbezüglich in den letzten Jahren deutlich nach vorne gezogen, auch 2026 oder 2027 waren bereits im Gespräch. Dabei ist zu bedenken, dass die befragten Experten in der Regel in Unternehmen arbeiten und ein finanzielles Interesse daran haben, den Hype um KI zu schüren. Es gibt auch Experten (z. B. Andrew Ng,

Yann LeCun), die von einer langsameren Entwicklung ausgehen. Letztlich können diesbezüglich trotz bester Kenntnisse keine zuverlässigen Vorhersagen gemacht werden.

Ein paar ergänzende positive Auswirkungen von KI im psychotherapeutischen Setting (hier überwiegend wieder KI-Antworten) sind

- Verbessertes Monitoring: KI-Systeme könnten Veränderungen im Verhalten oder in der Stimmung von Patienten frühzeitig erkennen und Therapeuten alarmieren.
- Ganzheitliche Gesundheitsförderung: KI könnte individuelle, gesellschaftliche und umweltbedingte Faktoren der psychischen Gesundheit umfassend berücksichtigen.
- Prävention auf Bevölkerungsebene: KI könnte psychische Gesundheitskrisen vorhersagen und präventiv eingreifen.
- Personalisierte Behandlung: Algorithmen könnten helfen, die wirksamsten Therapieansätze für individuelle Patienten zu identifizieren.
- Durchbrüche in der Behandlung und Revolutionäre Forschung: AGI könnte komplexe psychische Störungen auf bisher unvorstellbare Weise verstehen und behandeln. AGI könnte neue Theorien und Behandlungsansätze entwickeln, die menschliche Forscher möglicherweise übersehen haben.
- Universeller Zugang, rund um die Uhr: KI könnte psychologische Unterstützung für jeden Menschen weltweit in Echtzeit und in jeder Sprache bereitstellen. Sie könnte auch Menschen in Krisensituationen sofortige Unterstützung bieten.
- »KI Super-Shrink« (»Super-Shrink« = ein*e überdurchschnittlich erfolgreiche*r Therapeut*in): Mit Tausenden oder Millionen von Therapiestunden-Aufzeichnungen kann KI:
  - präzise Muster erkennen, die Symptome und Diagnosen schneller identifizieren kann als ein Mensch und auf ein »übermenschliches« Hintergrundwissen zurückgreifen,
  - die häufigsten Therapeut*innen-Fehler identifizieren und vermeiden,
  - therapieschulenübergreifend hunderte verschiedener Ansätze kombinieren oder daraus auswählen und so jeweils die wirksamsten Interventionen erkennen und anwenden.

Die Implikationen für die medizinische Forschung, die durch Nutzung von KI in viel höherem Ausmaß systematisch auch die äußeren Rahmenbedingungen einbeziehen kann, haben es heute schon in die Fachliteratur geschafft, wie hier in einem Kapitel über die Wechselwirkungen von Umweltfaktoren und Neurodermitis: Komplexe Forschungsansätze, die mithilfe künstlicher Intelligenz multifaktorielle Einflussfaktoren zu analysieren vermögen, zeigten klar, dass es zu einer akuten Exazerbation der Neurodermitis kommen kann, wenn hohe Schadstoffreaktionen der Außenluft gepaart mit Wetter-Änderung und extremer Hitze zusammen agieren (Traidl-Hoffmann, 2021, S. 91). Was für ein enormes Wissen uns KI auch zur psychischen Gesundheit und ihrer Abhängigkeit von den Rahmenbedingungen bieten kann!

Die Nutzung von KI verbraucht enorm viel Strom im Vergleich zu einer klassischen Online-Suche über eine gängige Suchmaschine. Sie ist allerdings oft auch deutlich effektiver, was weitere Suchanfragen einsparen kann. Da Strom noch nicht zuverlässig aus erneuerbaren Energien stammt, ist es emissionstechnisch abzuwägen, an welchen Stellen Künstliche Intelligenz sinnvoll und gewinnbringend eingesetzt werden kann und an welchen Stellen es bessere Lösungen gibt. Sowieso: Die Nutzung und Etablierung von KI birgt neben allen Möglichkeiten auch riesige Gefahren, etwa durch die bereits heute existierende extreme Machtposition der Tech-Konzerne, durch politische Fehlregulierungen oder durch die Nutzung von KI als Waffe. KI und Deep Fakes werden zudem das Desinformationszeitalter verstärken, eine enorme Gefahr auch für den sozialen Frieden.

Für die psychische Gesundheit ist sicher auch in hohem Ausmaß die Frage nach der Entmenschlichung durch den übermäßigen Einsatz von KI interessant. Sowohl die therapeutische Beziehung als auch generell ein zugewandtes Miteinander könnte gegenüber der uneingeschränkten Empathie einer KI den Kürzeren ziehen. Verstärkt werden könnte dieser Prozess, wenn Menschen (durchaus auch aus den Psy.-Berufen) den KI-Empfehlungen zu sehr vertrauen.

Weitere Gefahren stellen folgende Aspekte dar (hier entstanden aus einer Mischung aus KI- und menschlichem Bewusstsein):

– (Die bereits oben erwähnten) Datenschutzbedenken! Gesundheitsdaten in der Hand von Tech-Konzernen!

- Fehldiagnosen durch KI – insbesondere, wenn bestimmte Aspekte, die durch KI sicher erkannt werden, überbetont werden, während andere vernachlässigt werden (z. B. die therapeutische Beziehung).
- Existenzielle Risiken: Eine nicht ausreichend kontrollierte AGI könnte unbeabsichtigt oder absichtlich menschlichem Leben, so auch der menschlichen Psyche schaden.
- Verlust menschlicher Autonomie: Menschen könnten zu abhängig von KI-Antworten und -Interventionen werden und ihre Selbstbestimmtheit und Widerstandsfähigkeit verlieren.
- Ethische Dilemmata: KI könnte Entscheidungen über psychische Gesundheit treffen, die menschliche ethische Grenzen überschreiten.
- Manipulation: KI könnte psychologisches Wissen zur Manipulation von Individuen oder ganzen Gesellschaften missbrauchen.

Bereits heute wird deutlich: Die große Masse der Psy.-Berufe kann im Laufe der Zeit über Chatbots und Video-KI ersetzt werden, die damit den Beruf marginalisieren oder sogar ersetzen (siehe Eisblocklieferant*innen oder Videotheksmitarbeiter*innen …). Zumal es leichter sein mag, gerade potenziell schambesetzte Themen einem Empathie perfekt simulierenden Sigmund Freud-, Irving Yalom- oder Marsha Linehan-Videoavatar zu erzählen, der über bereits existierende 3D-Brillen ähnlich real oder sogar näher/intimer wirken kann als ein Mensch. Der Avatar muss dabei nicht Therapeut*in sein, sondern kann auch als beste*r Freund*in, attraktive*r Partner*in oder ähnliches mit einfühlsamen Fragen und weisem Rat Tag und Nacht zur Seite stehen, ohne eigene Bedürfnisse zu haben.

Berufliches Veralten betrifft nicht nur Therapeut*innen, sondern – auch aufgrund der aktuellen raschen Fortschritte in der Robotik – (fast) alle Berufe und menschlichen Beziehungen. Können Menschen süchtig werden nach Chats mit KI-Avataren wie character.ai und diese ihren Partnerschaften oder Ehen vorziehen? All diese Entwicklungen in ihrer Gesamtheit können zu gesellschaftlichen Umwälzungsprozessen führen, die in ihrem Ausmaß und ihrer Dramatik kaum vorstellbar sind und somit auch vorbereitende (psychische)

Anpassung daran schwerfallen dürfte. Die bereits existierenden Gruppen der Befürworter*innen und Gegner*innen (»AI Boomer« vs. »AI Doomer«) dürften bei zunehmender Relevanz von KI im Alltag zunehmend größer und radikaler werden.

Die tatsächlichen Auswirkungen werden stark davon abhängen, wie wir als Gesellschaft die Entwicklung und den Einsatz von KI in der psychischen Gesundheitsversorgung und der Gesellschaft gestalten und regulieren. Doch gleichzeitig müssen wir auch mit den anderen Polykrisen einen guten Umgang finden. Denn je prekärer die Bedingungen, desto stärker setzen sich Machtinteressen zum eigenen Vorteil durch und desto weniger findet ein demokratischer Willensbildungsprozess statt, der in der Folge umgesetzt wird.

Ob uns eine Anpassung gelingt, wird auch von der Geschwindigkeit der Veränderung abhängen. Wenn die Verbesserungen in der Technologie kleinschrittig über die nächsten Jahrzehnte geschehen, haben wir eine bessere Anpassungschance, als wenn tatsächlich 2027 bis 2030 die KI das tun kann, was Menschen können, und humanoide AGI-Roboter in die Serienproduktion gehen. Beide Varianten scheinen heute möglich.

Wie sieht der Blick von ChatGPT in die Zukunft der Psy.-Berufe aus?

Bedeutung für Fachkräfte in der Psychologie, Psychotherapie und Psychiatrie:

1. *Veränderung der Rolle des Therapeuten:* Fachkräfte werden sich zunehmend darauf einstellen müssen, dass KI bestimmte Aufgaben wie Diagnostik oder die Überwachung des Behandlungsfortschritts übernimmt. Ihre Rolle könnte sich stärker auf komplexe emotionale und zwischenmenschliche Aspekte der Therapie verlagern, bei denen Empathie und menschliche Intuition unerlässlich sind.
2. *Erweiterung der eigenen Kompetenzen:* Es wird wichtig sein, sich mit KI-Technologien und deren Anwendung in der Praxis vertraut zu machen. Fachkräfte sollten lernen, wie sie diese Technologien sinnvoll einsetzen können, um die Behandlung zu verbessern, ohne die menschliche Verbindung zu vernachlässigen. Schulungen zu KI-gestützten Tools könnten Teil der beruflichen Weiterbildung werden.
3. *Ethik und Datenschutz:* Da KI große Mengen an sensiblen Daten verarbeitet, müssen Psychologen und Psychiater besonders auf den Daten-

schutz und ethische Fragen achten. Sie sollten sich mit den rechtlichen und ethischen Rahmenbedingungen auseinandersetzen und sicherstellen, dass die Privatsphäre der Patienten geschützt wird.

4. *Verantwortung für Fehlinterpretationen:* Obwohl KI in der Lage ist, Diagnosen zu unterstützen, könnten Fehlinterpretationen oder ungenaue Ergebnisse auftreten. Fachkräfte müssen sicherstellen, dass sie die von KI generierten Informationen kritisch hinterfragen und immer die Kontrolle über die endgültigen Entscheidungen behalten.
5. *Menschliche Verbindung bleibt entscheidend:* KI wird die menschliche Interaktion nicht vollständig ersetzen können. Therapeuten müssen sich auf die emotionalen Bedürfnisse der Patienten konzentrieren und sicherstellen, dass die persönliche Beziehung, das Vertrauen und die Empathie weiterhin im Mittelpunkt der Therapie stehen. Menschen werden weiterhin menschliche Wärme und Verständnis suchen, auch wenn KI-Technologien unterstützend zur Verfügung stehen.

Fazit: Fachkräfte in der Psychologie, Psychotherapie und Psychiatrie müssen sich auf eine zunehmende Integration von KI in ihren Beruf einstellen. Während KI die Diagnose und Therapie effizienter machen kann, bleibt die menschliche Komponente unerlässlich. Die Herausforderung besteht darin, die Technologie sinnvoll einzusetzen, ohne die zwischenmenschlichen Aspekte aus den Augen zu verlieren. Fachkräfte sollten sich darauf vorbereiten, neue technologische Kompetenzen zu erwerben, ethische Fragen zu berücksichtigen und ihre Rolle neu zu definieren, während KI unterstützend wirkt.

Lea promptet:
Sende einen kurzen, freundlichen Gruß an Fachleute, die sich für sowas interessieren.

ChatGPT antwortet:
Liebe Fachkolleginnen und -kollegen,

die Zukunft unserer Arbeit wird durch KI spannend und herausfordernd zugleich. Es freut mich, dass Sie sich für diese Entwicklungen interessieren und damit den Weg für eine bessere psychische Gesundheitsversorgung ebnen. Gemeinsam können wir neue Technologie nutzen, um unsere menschliche Verbindung zu stärken und noch effektiver zu helfen.

Herzliche Grüße!

Selbstreflexion:
Würdest du deinen aktuellen psychischen Konflikt bei ChatGPT prompten und um Lösungsvorschläge bitten?

Falls ja: War es hilfreich und würdest du es weiterempfehlen?

Falls nein: Warum nicht?

6 Ein biopsychosozialökologisches Modell – die verflochtenen Grundlagen von Gesundheit und Krankheit

Das heute etablierte biopsychosoziale Krankheitsmodell nach von Uexküll (1990) war ein Durchbruch für die (psycho-)somatische Medizin. Es geht davon aus, dass Krankheiten nicht allein auf biologische Ursachen reduziert werden können, sondern immer in einem Wechselspiel von biologischen, psychologischen und sozialen Faktoren entstehen und bestehen. Im zuvor gängigen und immer noch weit verbreiteten klassisch medizinischen Modell standen die biologischen Prozesse im Vordergrund, um Krankheitssymptomen auf den Grund zu gehen, etwa Infektionen, Entzündungen, hormonellen, genetischen oder physiologischen Auffälligkeiten.

Das biopsychosoziale Modell ergänzt die biologische Perspektive um psychische und soziale Faktoren. Dabei wird davon ausgegangen, dass das emotionale und kognitive Erleben des Menschen sowie sein soziales Umfeld ebenfalls einen starken Einfluss auf die Gesundheit haben, Symptome hervorrufen und verstärken können. Psychosoziale Faktoren wie Stress, Traumata, Armut, familiäre und berufliche Strukturen können nach von Uexküll (1990) sowohl die Entstehung als auch den Verlauf von Krankheiten maßgeblich beeinflussen, indem sie beispielsweise auf das Immunsystem einwirken oder mitentscheiden, wie Menschen mit einer Erkrankung umgehen und ob beziehungsweise welche Hilfe Menschen in Anspruch nehmen. Zentrales Merkmal des Modells ist die Betonung der Wechselwirkung zwischen den drei Dimensionen. Ein Beispiel: Chronische Rückenschmerzen können nicht nur durch physische Faktoren (wie Fehlhaltungen oder Verletzungen) ausgelöst werden, sondern auch durch psychische Belastungen (z. B. Stress oder Depressionen) und soziale Umstände (wie familiäre Konflikte oder Druck bei der Arbeit).

In der medizinischen und psychotherapeutischen Praxis bedeutet das biopsychosoziale Modell, dass eine ganzheitliche Diagnostik und Behandlung notwendig sind. Alle Behandelnden sollen grundsätzlich alle drei Faktoren einbeziehen und reflektieren. Damit wird auch anerkannt, dass eine erfolgreiche Behandlung nicht allein aus Medikamenten oder chirurgischen Eingriffen bestehen kann, sondern notwendigerweise oft auch eine psychologische Beratung oder soziale Entlastung und Unterstützung den Prozess begleiten sollten.

Selbstreflexion:
Welche körperlichen Beschwerden oder Erkrankungen beeinträchtigen deine Gesundheit? Überlege dazu, welche biologischen, psychischen und sozialen Faktoren dich diesbezüglich be- oder entlasten.

Inwieweit wird dein Beschwerdebild oder deine Erkrankung grundsätzlich durch die ökologischen Krisen verändert oder verstärkt? Welche Behandlungen, die du in Anspruch nimmst, nützen oder schaden der Umwelt (z.B. durch Emissionen, Umweltgifte oder Müll)?

Zurück zu dem Beispiel »chronische Rückenschmerzen«. Rückenschmerzen sind weit verbreitet, es liegen hohe Prävalenzen in der Bevölkerung vor. Sie führen oft zu langen Fehlzeiten bei der Arbeit und einer hohen Belastung für das Gesundheitssystem. In der medizinischen Behandlung liegt der Fokus häufig auf der Gabe von Schmerzmitteln, Physiotherapie oder in schwereren Fällen wie Bandscheibenvorfällen auf operativen Eingriffen. Doch bei vielen der betroffenen Patient*innen können diagnostisch keine klaren strukturellen Ursachen wie Bandscheibenvorfälle oder Verletzungen gefunden werden.

Psychische Einflüsse wie Stress oder Depressionen können bei der Entstehung und Aufrechterhaltung chronischer Rückenschmerzen eine entscheidende Rolle spielen. Chronischer Stress führt zu Muskelverspannungen und Fehlhaltungen, insbesondere im Nacken- und Rückenbereich. Zudem spielen negatives Denken und katastrophisierende Gedanken wie »die Schmerzen werden nie wieder weggehen« oder »ich werde mich nie wieder bewegen können« eine Rolle. Das soziale Umfeld kann entweder unterstützen oder zusätzlichen Stress erzeugen und damit die emotionale Belastung verstärken oder ihr entgegenwirken. Monotones Arbeiten am Schreibtisch oder körperlich schwere Arbeit ohne Ausgleich können unter anderem zu Fehlhaltungen oder Muskelverspannungen führen.

Wenn psychosoziale Faktoren wie Stress oder Isolation die Rückenschmerzen mitverursachen oder verstärken, kann psychologische Beratung helfen und die Notwendigkeit von Operationen oder Schmerzmitteln verringern. Durch die Förderung aktiver Teilhabe können Bewegungsarmut reduziert und Muskelkraft aufgebaut werden, was wiederum die Notwendigkeit von Medikation oder invasiven Maßnahmen verringern kann. Beides ist gut, denn Medikamente und Operationen sind in vielen Fällen nebenwirkungs- und risikoreich, unnötig und emissionsträchtig. Wenn sie verhindert und durch sprechende Medizin und Bewegung erfolgreich ersetzt werden können, ist es sowohl für die Lebensqualität der Betroffenen als auch grundsätzlich für unsere Lebensbedingungen ein Vorteil.

Dr. Michael Überall, Vizepräsident der Deutschen Gesellschaft für Schmerzmedizin (DGS), machte öffentlich bereits mehrfach darauf aufmerksam, dass Wirbelsäulen- und Gelenkoperationen die häufigste OP-Indikation in Deutschland überhaupt seien – allerdings mit großen regionalen Unterschieden, die medizinisch nicht erklärbar seien: »Die Versorgung folgt dem Angebot und nicht dem Bedarf!« (zit. nach Meißner, 2022). Tatsächlich spricht auch im europäischen Vergleich einiges dafür, dass diese hohen Zahlen ökonomisch begründet und damit reduzierbar sind.

Das Mitdenken der ökologischen Kosten, die eine Behandlung verursacht, ist noch nicht weit verbreitet und auch insofern mit Vorsicht zu genießen, als den Patient*innen kein Schaden oder Nachteil in ihrer Behandlung entstehen soll. Gleichzeitig ist es verkürzt, Emissionen, die Belastung durch chemische Stoffe in Medikamenten oder Müll in der Therapieentscheidung auszublenden, denn unser Gesundheitssystem wirkt sich in unterschätztem Maß (5 % der nationalen Emissionen!) auf den Zustand von Umwelt und Ökosystemen aus (HCWH, 2019). Auch bisherige Routinetätigkeiten im Gesundheitssystem müssen sich in den nächsten Jahren maßgeblich verändern, um nachhaltig zu werden, denn die ökologischen Krisen an sich sind weit fortgeschritten (Rockström et al., 2009; BMUV, 2024) und schaden wie biologische und psychosoziale Faktoren unserer Gesundheit enorm (KLUG, 2024; Traidl-Hoffmann et al., 2021; siehe Exkurs zu Planetary Health in Kapitel zwei sowie Abbildung eins auf S. 97). Ein Beispiel für den Einbezug der ökologischen Kosten in die Therapieplanung ist die Wahl eines geeigneten Narkosegases, insbesondere der Verzicht auf Desfluran und Lachgas (Uniklinikum Dresden, 2024).

Wie könnte ein biopsychosozialökologisches Krankheitsbild im medizinischen Alltag etabliert und in die Tat umgesetzt werden?

Mareike Schulze, Diplom-Psychologin und Psychologische Psychotherapeutin:

Ein um die ökologische Komponente erweitertes biopsychosoziales Modell wäre ein wichtiger Schritt, um die komplexen Wechselwirkungen zwischen Individuen, Gesellschaft und Umwelt darzustellen. Dazu braucht es eine breite interdisziplinäre Herangehensweise, um die Bedeutsamkeit von ökologischen Faktoren auf die Gesundheit darzustellen. Neben der Forschung wäre die Wissensvermittlung in allen Bildungssektoren unerlässlich, um mehr Bewusstsein auf allen Ebenen der Bevölkerung für den Einfluss von Umweltverschmutzung, klimatischen Veränderungen und Naturzerstörung auf die Gesundheit zu schaffen. Insbesondere wäre es auch wichtig, das Bewusstsein auf politischer Ebene dafür zu schärfen, um künftig in gesundheitspolitischen Entscheidungen Gesundheitsschutz mit Umweltschutzmaßnahmen direkt zu verbinden. Insgesamt wäre eine umfassende Verknüpfung und Kooperation dieser beiden Bereiche notwendig.

Dr. Julian Schmitz, Professor für Klinische Kinder- und Jugendpsychologie:

Es ist eine Erweiterung des biopsychosozialen Stressmodells um eine Makroperspektive, die sinnvoll ist, auch wenn man daraus Handlungsoptionen und Präventionsstrategien ableiten möchte. Gerade in Richtung Prävention ist das eine zentrale Perspektive, die wir mehr bedenken müssen. In unserem Gesundheitssystem geben wir kaum Geld aus für Prävention, gerade im Bereich der psychischen Gesundheit.

Dr. Susanne Saha, Ärztin, Diplom-Biologin und Vorsitzende der AG Nachhaltigkeit in der Deutschen Dermatologischen Gesellschaft (DDG):

Ich bin der Überzeugung, dass unsere Gesellschaft alle Bereiche, so auch die Medizin, einer gründlichen Prüfung unterziehen und – angepasst an die Umwelt – ein neues Selbstverständnis entwickeln muss. Die Erweiterung des anerkannten und etablierten biopsychosozialen Modells um ökologische Faktoren zeichnet ein ganzheitliches Bild der Einflussfaktoren auf die menschliche Gesundheit. Auf diese Weise entwickeln Psychologinnen, aber auch medizinische Berufe anderer Fachrichtungen ein neues Selbstverständnis der gesunden Medizin. Zeitgleich können sie sich als Vermittler zwischen Mensch und Umwelt positionieren. Nur wenn ökologische Paradigmen in die Medizin integriert werden, kann die Gesellschaft ein tieferes Verständnis für die notwendige Transformation entwickeln.

Wünschenswert wäre daher die intrinsische Arbeit, die primär durch die Visualisierung und intensive Auseinandersetzung der Psy.-Berufe mit dem um den ökologischen Aspekt erweiterten biopsychosozialen Krankheitsmodell erfolgen könnte. Diese innere Arbeit ist die Voraussetzung für die darauf aufbauende extrinsische Arbeit. Das bedeutet, dass Psy.-Berufe erst durch die Veränderung der inneren Haltung und des Verständnisses notwendige Handlungen glaubhaft transportieren können. Darüber hinaus hat die Visualisierung des biopsychosozialökologischen Modells das Potenzial, das Verständnis der Medizin zu schärfen und dauerhaft zu verändern.

Dr. Sebastian Karl, Psychiater, Zentralinstitut für seelische Gesundheit:

Ich bin mir gar nicht so sicher, ob es das braucht. Wir wissen ja schon seit langem, was unsere Gesundheit beeinflusst und dass Umweltfaktoren da ganz maßgeblich dazugehören. Was es aus meiner Sicht eher braucht, ist die Erkenntnis, dass es in den Gesundheitsberufen zu unserer Aufgabe gehört, auch auf diese Umweltfaktoren einzuwirken, und nicht nur auf die Patient:in.

Jessica Meininger, Diplom-Psychologin und Psychologische Psychotherapeutin:

Das biopsychosozialökologische Krankheitsmodell wurde meines Wissens bereits in der Integrativen Therapie so genannt und vorgeschlagen, hat sich aber nach meiner Wahrnehmung nicht so weit verbreitet wie das bio-psycho-soziale Modell. Es ist letztlich so, dass die ökologischen Veränderungen uns alle (und auch die Behandelnden) betreffen, und damit wie ein Teppich sind, auf dem alles andere – wie hier beispielsweise neben der Krankheitsentstehung auch die Therapie – stattfindet. Die anderen Faktoren vermitteln dann vermutlich eher den Einfluss des ökologischen Zustands und umgekehrt. Jemand, der in einem neuen Haus mit Garten wohnt, wird weniger unter Hitzeeinflüssen (ökologischer Faktor) leiden als jemand, der in der Dachgeschosswohnung eines ungedämmten Mehrparteienhauses (sozialer Faktor) wohnt. Und eine Person, die von Ernteeinnahmen lebt, wird unter Dürre (ökologischer Faktor) sehr viel schneller leiden, weil sie sofort Auswirkungen auf ihre finanzielle Situation hat (sozialer Faktor). Ähnliches gilt für psychische und biologische Faktoren. Ich glaube, dass durch die »Teppicheigenschaft«, also die Allgegenwärtigkeit der ökologischen Faktoren, diese zum einen als Erklärung leichter übersehen werden und zum anderen auch sehr viel schlechter veränderbar sind.

Ob ich zum Beispiel unter finanziellen Sorgen leide, hat auch viel mit der Möglichkeit des Vergleichs und der Wahrnehmung von »weniger als andere« zu tun, zumindest in dem Bereich, in dem die Grundbedürfnisse nach Nahrung und leiblicher Sicherheit gedeckt sind. Der Teppich ist aber für alle erstmal gleich und damit gegebenenfalls eine Grundbelastung, die einfach da ist. Sie kann eher in größeren zeitlichen Vergleichsmaßstäben aufgespürt werden. Ausnahme wären hier ökologische Extremereignisse, die einzelne Menschen besonders hart treffen, wie eine Überschwemmung. Abgesehen von diesen Ausnahmen, die einen Hinweis für die Behandlung (z. B. Traumatherapie) enthalten, ist die Einordnung ökologischer Faktoren für die individuelle psychotherapeutische Behandlung oft wohl nur bedingt nützlich. Zu wissen, dass, statistisch gesehen, bei einem höheren Bedrohungsgefühl durch schleichende Umweltveränderungen mehr Menschen psychische Probleme entwickeln, hilft im Einzelfall wenig. Grundlegendes Wissen über Zusammenhänge, wie beispielsweise der zwischen Suizidalität und Hitze oder die Hitzesensitivität bei Einnahme bestimmter Medikamente, ist natürlich dennoch wichtig. Zudem halte ich die Einordnung auf gesellschaftlicher Ebene für sinnvoll: Sie kann für diese eher verborgen wirkenden sozial-ökologischen Zusammenhänge sensibilisieren. Vielleicht kann sie auch der Neigung entgegenwirken, Individuen die volle Verantwortung für ihre Probleme zu übertragen und damit entlastend sein. Und letztlich können neue Herangehensweisen wie gesellschaftliches Engagement oder die Notwendigkeit von Präventionsmaßnahmen in die Diskussion gebracht werden.

Das Etablieren neuer Modelle gelingt vermutlich durch wissenschaftliche Fundierung und durch das Einbringen in die Lehre und Ausbildung potenzieller Anwender*innen. Das alles kostet allerdings Zeit.

Dr. Fabian Chmielewski, Diplom-Psychologe und Psychologischer Psychotherapeut:

Ich glaube, dass die Einflussebene der Gesellschaft auch in der Aus- und Weiterbildung stärker thematisiert werden sollte. Therapeuten sollten dafür sensibilisiert werden, dass Patienten (zusätzlich) von den globalen Krisen belastet sein können.

Dr. Gerhard Reese (Professor für Umweltpsychologie), wie kann ein biopsychosozialökologisches Krankheitsmodell etabliert werden?

Indem man auf ein biopsychosozialökologisches *Gesundheits*modell fokussiert, welches aufzeigt, welche konkreten Effekte Klima- und Umweltkrisen, soziale und ökonomische Ungleichheit und andere Herausforderungen auf unsere Gesundheit haben, und wie man Gesundheit trotz dieser Randbedingungen fördern kann. Das erfordert mehr interdisziplinäres Zusammenarbeiten, mehr Mut in der Politik und eine Abkehr von permanenter Verfügbarkeit des Selbst.

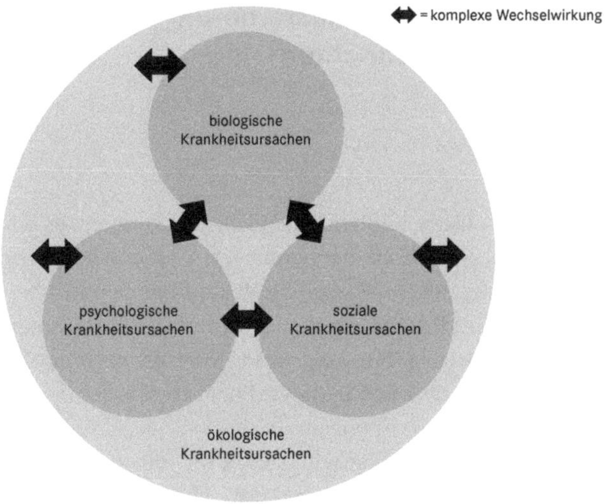

Abbildung 1: Wechselwirkung von Krankheitsursachen

7 Dooming-Kapitel – Herausforderungen und schlechte Nachrichten

In diesem und im nächsten Kapitel folgen Einschätzungen aus der fachlichen und interdisziplinär benachbarten Gemeinschaft zur Zukunft unserer Erde, unserer Gesellschaft und der psychischen Gesundheit von vielen. Prognosen derart komplexer Zusammenhänge sind immer schwierig. Für viele dieser Kurz-Autor*innen ist es mutig, ihre eigenen Gedanken in dieser Form zu veröffentlichen, was Anerkennung verdient.

Die Beiträge kommen von Menschen, die zum Teil hier im Buch bereits zur Sprache gekommen sind und die sich mit diesen Inhalten oft schon seit vielen Jahren auseinandersetzen (weitere Informationen zu ihnen findest du im Personenverzeichnis). Sie stellen ihre Befürchtungen und im nächsten Kapitel ihre Hoffnungen dar, wie äußere Rahmenbedingungen potenziell an Einfluss auf unsere Lebensbedingungen, unsere psychische Gesundheit und unsere Berufsgruppen gewinnen können.

Die Ausgangsfragen für dieses Kapitel waren: Was glaubst du, wie die ganzen äußeren Krisen *schlechtestenfalls* weitergehen? Was hätte das für Auswirkungen auf die psychische Gesundheit der Menschen und den Berufsstand?

Erst kommen hier die schlechten Nachrichten, dann im Folgekapitel die guten. Die Einschränkungen und Möglichkeiten, die diese Frage selbstverständlich mit sich bringt, werden hier praktischerweise im ersten Beitrag von dem Diplom-Psychologen und Psychologischen Psychotherapeuten Dr. Fabian Chmielewski abgedeckt:

Ich glaube, es ist unmöglich, hier verlässliche Prognosen zu stellen: die Zukunft ist ein unentdecktes Land. Deswegen sagt man mit der Beantwortung dieser Frage wahrscheinlich am Ende mehr über seine persönlichen Dystopien aus, über die eigenen Werte und Bedürfnisse, die man als bedroht ansieht, als eine realistische Prognose zu stellen. Das ist natürlich sehr spannend: Tatsächlich habe ich eine Imaginationsübung erfunden (»Im Zelt der Wahrsagerin«), die ich nutze, um die Utopien und Dystopien meines Gegenübers zu erforschen. Stellen wir Fragen an die Zukunft danach, »welches fernere Schicksal dieser Kultur bevorsteht und welche Wandlungen durchzumachen ihr bestimmt ist«, können wir keine sicheren, endgültigen Antworten erwarten, es gibt eine »Unsicherheit, die ganz allgemein an jeder Vorhersage haftet« (Freud, 1927/2007, S. 109).

Das liegt vielleicht besonders auch daran, dass zwischen den vielen gesellschaftlichen Krisen unserer Zeit komplexe Wechselwirkungen bestehen: ein Mikado des Grauens. Versucht man, sich eine Krise herauszuziehen, um sie sich genau anzusehen, rüttelt man auch an den anderen. Lawrence et al. (2024) sprechen hier dementsprechend von einer aktuellen globalen Polykrise, womit sie eine »kausale Verflechtung von Krisen in mehreren globalen Systemen in einer Weise, die die Aussichten der Menschheit erheblich verschlechtert« meinen. Zum Beispiel hängen die Klimakrise und das Wiedererstarken autoritärer Systeme zusammen: Kommen Rechtspopulisten an die Macht, steigen sie schnell aus Klimaschutzprogrammen aus, es gehört oft zur Ideologie, die Risiken des Klimawandels zu bagatellisieren. Rechtspopulisten an der Macht sind also auch eine Katastrophe für das Klima. Und: Wenn die Klimakrise sich verschärft, wird es mehr Migration geben, wenn Menschen ihre nicht mehr bewohnbare Heimat verlassen müssen, dies stellt dann wiederum eine Belastungsprobe für Demokratien dar. Das US-Verteidigungsministerium hat die Klimakrise hier mal als »Bedrohungsmultiplikator« bezeichnet. Aufgrund der komplexen Wechselwirkungen gestaltet sich eine Prognose also schwierig.

Meine persönlichen Super-GAU-Szenarien beinhalten einen weiteren Aufstieg des Rechtspopulismus, erst recht als Reaktion auch auf die unweigerlich erfolgenden Massenmigrationen durch einen sich verschärfenden Klimawandel, eine Zunahme tribalistischen Denkens, eine Abschottung Europas. Eine Zunahme von Fremdenfeindlichkeit, Polarisierung, Entsolidarisierung, eine Gleichgültigkeit gegenüber uns nicht nahestehenden Menschen. Eine sich verstärkende Politik- und Demokratieverdrossenheit der Menschen, ein Wunsch nach einfachen, autoritären Lösungen. Durch solche Entwicklungen würde natürlich auch die Wahrscheinlichkeit militärischer Konflikte steigen. Diese sind neben der Gefahr für Leib und Leben auch verheerend für die psychische Gesundheit: Traumafolgestörungen, Anhaltende Trauerstörung …

Wird die Klimakrise nicht eingedämmt, werden Naturkatastrophen häufiger, dies führt zu einem Anstieg von Störungen wie der Posttraumatischen Belastungsstörung. Gewinnt Russland den Ukraine-Krieg, kann ein solcher Erfolg einen schlimmen Präzedenzfall darstellen, und einen Aufforderungscharakter bieten für andere autoritäre Führer und Systeme, denken wir an China in Bezug auf Taiwan.

Eine weitere Polarisierung der Debatten in Deutschland wie in Amerika fände ich auch eine schreckliche Entwicklung. Eine Situation, in der man keine respektvolle demokratische Streitkultur mehr hat, in der nur noch Stammesdenken vorherrscht. Noch stellen wir in Deutschland, wie Mau und Kollegen (2023) in ihren Studien einigermaßen beruhigend finden, noch keine gespaltene Gesellschaft dar, aber die Gefahr, dem Negativbeispiel der Amerikaner hier nachzueifern, besteht ohne Zweifel.

All das sind Entwicklungen, die sich auch verheerend auf die psychische Gesundheit auswirken können. In der schlechtmöglichsten Entwicklung sind Psychotherapeut:innen dann nur kleine Feuerlöscher im Kampf gegen einen Flächenbrand.

Mareike Schulze, Diplom-Psychologin und Psychologische Psychotherapeutin:

Im schlimmsten Fall würde es durch einen Dauerkrisenzustand zu einer massiven Verschärfung der psychischen Belastung in der Bevölkerung kommen. Nicht nur Prävalenzen würden ansteigen, es würde auch die Genesungsrate abnehmen, wenn kein wirklicher Raum mehr für Erholung da wäre, wenn sich Krise an Krise reiht. Dies hätte zur Folge, dass das Gesundheitssystem noch viel stärker überlastet wäre als es das eh schon ist. Wartezeiten für Psychotherapie würden sich noch weiter erhöhen, es wäre keine adäquate Versorgung möglich.

Die Belastungsstärke der Patient*innen durch Traumatisierungen und chronische und komplexere psychische Zustände würde auch die Therapeut*innenschaft immens fordern beziehungsweise überlasten. Es bräuchte Weiterbildungen und neue Behandlungskonzepte, um der Situation gerecht zu werden. Die Wichtigkeit von Psychotherapeut*innen würde noch weiter steigen, zugleich wäre der Berufsstand schnell an oder gar über seinen Kapazitätsgrenzen.

Dr. Jean Moritz Müller, Philosoph:

Es mag hier hilfreich sein, zwischen verschiedenen äußeren Krisen zu differenzieren (Klimakrise, Verfall demokratischer Werte, Care-Krise usw.). Allgemein gesprochen (und mit besonderem Augenmerk auf psychische Gesundheit) scheint mir aber eine große Gefahr darin zu bestehen, dass die direkten psychischen Konsequenzen einer Zuspitzung der Krisen sich auch auf die Bereitschaft oder sogar Fähigkeit zur Auseinandersetzung mit diesen auswirken und sich die Verschlimmerung der Verhältnisse so letztlich selbst verstärkt. Bereits jetzt fühlen sich viele junge Menschen affektiv überfordert. In diesem Kontext wird oft der Begriff »Weltschmerz« rehabilitiert, um der eigenen Gemütsverfassung Ausdruck zu verleihen. Im Falle des denkbar schlechtesten weiteren Verlaufs der Krisen wird uns womöglich die Fähigkeit zur affektiven Anteilnahme an beziehungsweise der Betroffenheit von diesen gänzlich abhandenkommen. Apathie (oder schlimmer: Depression) nimmt zu und die Krisen werden in noch erheblicherem Maße verkannt und verleugnet. Entsprechend schwinden Bereitschaft und Motivation, sich für bessere Verhältnisse einzusetzen, was die Verschlimmerung der bestehenden Verhältnisse weiter begünstigt. Die Psy.-Berufe würden das vermutlich nur schwer auffangen können.

Jessica Meininger, Diplom-Psychologin und Psychologische Psychotherapeutin:

Ich vermute, dass sich die Veränderungen sozial und gesellschaftlich – bei weiterhin negativer Entwicklung – darin zeigen, dass das Misstrauen gegenüber Mitmenschen, Institutionen und Medien wächst. Es wird so immer schwieriger, sich offen und vertrauensvoll zu begegnen und auch auszutauschen. Die soziale Schere könnte noch weiter auseinandergehen, was das Gefühl von Abgehängtsein und Bedrohtsein zunehmen lässt. Dieses Bedrohungsgefühl kann etwa nach der Terror-Management-Theorie zu verstärkter Identifizierung mit einer kulturell ähnlichen Gruppe aufgrund von bestimmten Eigenschaften (z. B. Nationalität, politischer Meinung etc.) führen sowie zu Ausschluss, Abwertung und Feindseligkeit gegenüber anderen, die subjektiv nicht zur eigenen Gruppe gehören. Ein solches gesellschaftliches Klima könnte die bereits vorhandenen Probleme der Vereinsamung und die Entwicklung psychischer Probleme bis hin zu Störungen verstärken. Hinzu kommen die ökologischen Krisen, die weitere Bedrohung mit sich bringen.

Ich halte bei negativer Entwicklung auch kriegerische Auseinandersetzungen, das Auftreten neuer Krankheitserreger (Zoonosen) und Schwierigkeiten bei der Erfüllung grundlegendster Bedürfnisse (z. B. Hunger, Durst, Sicherheit ...) für wahrscheinlich. Die heute als Normalität empfundenen Abläufe im Alltag werden dann nicht mehr aufrechtzuerhalten sein. Zunehmende reale Ängste, Verzweiflung, Zynismus und Radikalisierung halte ich für wahrscheinliche psychische Reaktionen. Allerdings würde ich emotionale Reaktionen wie Angst, Trauer, Wut nicht als psychisch ungesund einordnen. Die Psy.-Berufe (Beratung, Psychotherapie, Coaching) werden sicherlich gefordert sein, aber womöglich nicht bezahlbar.

In meinen dunkelsten Befürchtungen glaube ich, dass es durch die fortschreitende Zerstörung der für Menschen nötigen Lebensbedingungen zu einem gesellschaftlichen Zusammenbruch wichtiger Kultursysteme kommen könnte. In diesem Szenario halte ich auch den Zusammenbruch psychologischer und medizinischer Versorgungsstrukturen für realistisch. Ich denke auch, dass die klassischen Ansätze der Psychotherapie in einer solchen Situation ihre Limitierung finden. Es wird dann einfach extrem hart, und so fühlt es sich dann eben auch real an. Die Nachfrage nach Psychotherapie wird in diesem Zustand vermutlich gering sein.

Dr. Hans Rusinek, Arbeitsforscher, New Work-Spezialist und Consultant:

Psychische Gesundheit könnte ein weiteres Spaltungsphänomen werden: Konzernjobs bieten mir immer mehr (teils auch dubiose) Mental Health-Benefits an, um mich bei der Stange zu halten, aber jenseits der sogenannten Wissensarbeit ist der Gang zur Therapie überhaupt nicht leichter geworden. Psychische Gesundheit wird ein Elitenmarker, wofür man Zeit und Benefits braucht, und das macht mir Sorgen.

Louisa Schneider, Journalistin und Klimaaktivistin:

Schlechtestenfalls könnten die äußeren Krisen wie der Klimawandel, soziale Ungleichheit und politische Instabilität weiter eskalieren. Dies könnte zu vermehrten Naturkatastrophen, Ressourcenknappheit und sozialen Unruhen führen. Die psychischen Auswirkungen wären gravierend: Eine Zunahme von Angstzuständen, Depressionen und posttraumatischen Belastungsstörungen wäre wahrscheinlich. Ich selbst war vor kurzem noch in Brasilien, wo sich der Rauch der derzeitigen Waldbrände über São Paulo legt. Die gesundheitlichen Auswirkungen dessen spüre ich nicht nur als Husten in meiner Lunge, sondern vor allem auch als Trauer, Wut und Zweifel in meinem Kopf. Darum: Menschen könnten sich zunehmend machtlos und verzweifelt fühlen, was zu einem Anstieg von sozialen Spannungen und einem Rückgang des allgemeinen Wohlbefindens führen würde. Es wäre eine unglaubliche Belastung für unsere allgemeine Gesundheit.

Dr. Susanne Saha, Ärztin, Diplom-Biologin und Vorsitzende der AG Nachhaltigkeit in der Deutschen Dermatologischen Gesellschaft (DGG):

Bereits vor über zwanzig Jahren prognostizierten Klimawissenschaftler des IPCC, dass sich die gesellschaftlichen und sozialen Krisen wie Migration und Kriege durch den Klimawandel verschärfen würden. Was damals noch kaum denkbar erschien, ist nun für alle erlebbar geworden. Die Kriege in der Ukraine und dem Nahen Osten, die Verteilungskämpfe um fossile Energien, Wasser und Land haben längst begonnen. Die zunehmenden Wetterextreme destabilisieren ganze Regionen, der Klimawandel führt zu nicht abschätzbaren gesundheitlichen Folgen. Mit zunehmender Ungleichheit, politischer Polarisierung und Umweltkatastrophen ist nachweislich bereits heute ein Anstieg von Angststörungen, Depressionen und stressbedingten Erkrankungen in der Bevölkerung zu verzeichnen. Wenn gesellschaftlich funktionierende Strukturen aufrechterhalten werden sollen, bedeutet dies für Psy.-Berufe eine enorme Zunahme der Arbeitsbelastung, die – auch aufgrund zunehmenden Personalmangels – nicht mehr zu bewältigen sein wird. Dabei darf nicht vergessen werden, dass die Beschäftigten der Psy.-Berufe selbst durch die veränderten Umweltbedingungen betroffen sind und sein werden und daher nur noch eingeschränkt handlungsfähig sein könnten.

Wird jetzt nicht in Klima- und Umweltschutz investiert, stellte das mittelfristig die Funktionalität der Gesellschaft in Frage.

Dr. Anne Hübner, Fachärztin für Anästhesie und Intensivmedizin bei der Deutschen Allianz Klimawandel und Gesundheit (KLUG):

Schlechtestenfalls nehmen klimatische und politische Extreme immer weiter zu und es kommt sozial und ökologisch zum Kippen von sicher geglaubten Verhältnissen. Die sich daraus ergebende Verunsicherung führt einerseits zum Rückzug vieler Menschen ins Private beziehungsweise begünstigt eine »Kopf in den Sand-Mentalität«, andererseits fördert es die Spaltung und Radikalisierung innerhalb der Gesellschaft zwischen denen, die Verantwortung übernehmen möchten und unter dem Begriff »Verbotskultur« abgestempelt werden, und denen, die in der Krise primär an ihr eigenes Wohl denken. Das alles bietet einen Nährboden für eine sich radikalisierende politische Landschaft, die vermeintlich einfache Antworten auf komplexe Fragen bietet. Schlimmstenfalls herrschen wieder Zustände wie im Nationalsozialismus, die Starken unterdrücken die Schwachen bei gleichzeitigem Verleugnen psychischer Erkrankungen und einem Verbot von Behandlung und Unterstützung psychisch kranker Menschen.

Die Unsicherheit hinsichtlich der klimatischen und politischen Entwicklung wirkt wie ein allgegenwärtiger schwerer, schwarzer Schleier, der sich über alle anderen Themen legt, gerade junge Menschen fragen sich: »Warum sich anstrengen, warum Geld verdienen, warum Kinder bekommen, warum sich gesellschaftlich engagieren, wenn sowieso alles den Bach runter geht?«

Carel Mohn, Journalist und Politikwissenschaftler:

Bereits jetzt ist zu beobachten, dass die hilflosen Versuche, Ängste und Unsicherheit zu bekämpfen, zu einer Verschärfung der Krisen beitragen. Die Wucht rassistischer Ressentiments beispielsweise gewinnt derzeit eine politische Eigendynamik, die zu einer Verrohung der Gesellschaft und einer Aushöhlung des demokratischen Konsens beiträgt. Auch mit Blick auf die Klimakrise führt die populistische Versuchung, die zweifellos anspruchsvollen Veränderungen in Richtung Klimaverträglichkeit zu unterlassen oder zu verschieben, dazu, dass sich die Krisenhaftigkeit weiter zuspitzt. Schlechtestenfalls werden wir also eine weitere Zuspitzung bereits ohnehin stattfindender Trends beobachten – was mit Blick auf die psychische Gesundheit zu einer Verstärkung sozial regressiven Verhaltens führen würde.

Dr. Gerhard Reese, Professor für Umweltpsychologie:

Im wirklich schlechtesten Fall fahren die Faschisten und Demokratiefeinde Deutschland und Europa wie wir es kennen an die Wand und sorgen mit ihrem gesäten Hass für dauerhafte Polarisierung und Angst. Das würde vermutlich zu einer kollektiven Apathie oder Depression führen (außer bei den potenziellen Nutznießern solcher Regierungen), und jene, die könnten, würden vielleicht das Land oder Europa verlassen. Inwiefern unser Berufsstand in einer solchen Dystopie Bestand hätte – keine Ahnung.

Dr. Sebastian Karl, Psychiater, Zentralinstitut für Seelische Gesundheit:

Schlechtestenfalls bekommen wir immer mehr Regierungen, für die menschengemachte Umweltkrisen keine Priorität haben oder die deren Existenz sogar leugnen, sodass wir die Ursachen nicht wirksam bekämpfen können. Dann werden Extremwetterereignisse und ihre Auswirkungen weiter zunehmen, der Verlust von Natur wird weitergehen und die Verschmutzung zunehmen. Das wird natürlich auch gesellschaftliche und politische Folgen haben, da traue ich mir aber kein Urteil zu. Für die psychische Gesundheit wäre ein solches Szenario verheerend. Gerade bei Katastrophenereignissen wie Überschwemmungen sind die Auswirkungen auf die psychische Gesundheit ja wirklich drastisch, gerade was posttraumatische Belastungsstörungen, Depressionen oder Angststörungen angeht. Aber auch die Auswirkung von Hitze auf die Psyche wird sich viel deutlicher als aktuell bemerkbar machen. Es würde uns allen sehr viel schlechter gehen als jetzt.

Zum Abschluss dieses »Dooming-Kapitels« soll hier noch ein Zitat von Prof. Dr. Hans Joachim Schellnhuber geteilt werden, bis 2018 Direktor des von ihm gegründeten Potsdam-Instituts für Klimafolgenforschung (PIK) und einer der renommiertesten Klimaexperten weltweit. Interview-Frage des Online-Magazins der Volksbank war im Mai 2024, ob er Galgenhumor brauche, wenn er an 2,7 Grad Erderwärmung am Ende des Jahrhunderts denke (Berliner Volksbank, 2024). Prof. Dr. Schellnhuber antwortete auf diese Frage:

Das ist eigentlich schon ein optimistisches Szenario. Die Voraussetzung für die 2,7-Grad-Prognose ist, dass alle bereits existierenden Abkommen zum

Klimaschutz zu 100 Prozent umgesetzt werden – und Sie wissen, dass in der Politik wenig komplett umgesetzt wird. Wenn wir nur die Hälfte oder ein Drittel hinbekommen, kann die Erderwärmung bis Ende des Jahrhunderts mehr als 3 Grad betragen. Emittieren wir weiter ungebremst Treibhausgase, könnten wir auf eine 4 oder 5 Grad wärmere Welt zusteuern. Das wäre nach meiner festen Überzeugung das Ende unserer Zivilisation.

An den Treibhausgasen wird konkret, was für die meisten der hier genannten Themen gilt: Wir haben es als Menschen selbst in der Hand. Und unser aller psychische Gesundheit hängt ebenso wie die Zukunft unserer Berufsgruppen von diesen zukünftigen Entwicklungen maßgeblich ab.

8 Sunshine-Kapitel – Ermutigendes, positive Entwicklungen, Hoffnung und Zuversicht

Es könnte alles so viel besser sein. In den meisten von uns schlummern neben den persönlichen Ängsten und dystopischen Szenarien auch Hoffnungen, Ideen und Utopien für die Zukunft. Die gegebenen, schwierigen und komplexen Rahmenbedingungen sollten dabei selbstverständlich nicht geleugnet oder in anderer Form außer Acht gelassen werden.

In diesem Kapitel lautet die Frage: Wie könnten die ganzen äußeren Krisen *bestenfalls* weitergehen? Was für Auswirkungen hätte das wohl auf die psychische Gesundheit der Menschen und den Berufsstand?

Wir nähern uns dieser Frage zunächst aus philosophischer Perspektive und lassen noch einmal den Philosophen Dr. Jean Moritz Müller zu Wort kommen:

Eine Krise bedeutet auch immer eine Möglichkeit zur Selbstbehauptung. Bestenfalls wird es gelingen, der äußeren Krise auf eine Weise habhaft zu werden, die ihre Motivation wesentlich aus der Anerkennung ihrer Unvereinbarkeit mit für uns angemessen äußeren Lebensumständen und den dahinterstehenden Werten bezieht. Damit bekräftigen wir diese Werte und verschaffen ihnen neue Geltung. Sofern diese Anerkennung auch eine affektive Seite hat, das heißt, mit einer Form der persönlichen Anteilnahme einhergeht, gewinnen mit der aus ihr heraus motivierten Bewältigung der Krisen diese Werte auch spürbar an Geltung. Die Selbstbehauptung ist nicht nur eine äußere (im Sinne einer objektiven, empirisch messbaren Verbesserung der Lebensumstände), sondern auch eine innere: Das ursprüngliche Gefühl der Überforderung oder Machtlosigkeit weicht dem Gefühl, den Anspruch an angemessene äußere Lebensumstände auch trotz erheblicher Widrigkeiten einlösen zu können. Sofern den Psy.-Berufen unter anderem die Aufgabe zukommt, bei der Suche nach einem angemessenen affektiven Bezug zu den äußeren Krisen zu unterstützen, würde das auch für sie einen erheblichen Erfolg bedeuten und ihre gesellschaftliche Bedeutung als Berufsstand maßgeblich stärken.

Louisa Schneider, Journalistin und Klimaaktivistin:

Bestenfalls könnten wir die äußeren Krisen durch entschlossenes Handeln und globale Zusammenarbeit bewältigen. Wir würden die Klimakrise aus einer Linse der Gerechtigkeit angehen und erkennen, dass es nicht ausreicht, die Welt nur einmal grün anzustreichen. Wir würden stattdessen mehrere Probleme, die miteinander verbunden sind, gemeinsam lösen und unterdrückerische Systeme, die derzeit sowohl Menschen wie auch den Planeten erkranken lassen, grundlegend transformieren.

Wir würden ein grundlegend anderes Wirtschaftssystem aufbauen: Ein System, was nicht die Mehrheit der Bevölkerung für eine superreiche Minderheit ausbeutet und erkranken lässt. Stattdessen würde unser System die Gesundheit des Menschen, unserer sozialen Verbindungen und die Gesundheit unseres Planeten als größten Wert festsetzen, nicht den Profit. Für den Planeten würde das bedeuten, dass wir Umweltverschmutzung, Abholzung und Übernutzung der natürlichen Ressourcen deutlich verringern könnten. Wir würden die materiellen Bedingungen der marginalisierten Menschen verbessern. Nachhaltige Praktiken könnten zur Wiederherstellung von Ökosystemen und zur Erhaltung der Biodiversität beitragen. Die Umwelt würde sich erholen und langfristig stabilisieren, was auch die Lebensqualität auf der Erde verbessert.

Der Stress, der durch finanzielle Unsicherheit und übermäßige Arbeitsbelastung entsteht, würde sich reduzieren. Menschen könnten sich auf erfüllende Tätigkeiten konzentrieren, anstatt in einem ständigen Wettbewerb um Ressourcen und Status zu leben.

Die gerechtere Verteilung von Ressourcen und soziale Sicherheit könnten dazu beitragen, dass sich Menschen sicher und unterstützt fühlen. Ein solches Umfeld würde das soziale Vertrauen stärken und Konflikte reduzieren.

Wir würden effektive Maßnahmen zur Bekämpfung des Klimawandels umsetzen, soziale Gerechtigkeit fördern, politische Stabilität und Zusammenhalt in der Gesellschaft schaffen. Existenziell ist dabei die Bekämpfung von Armut in allen Bereichen. Die positiven psychischen Auswirkungen wären erheblich: Ein Gefühl der Hoffnung und des Zusammenhalts könnte entstehen, Menschen würden sich ermutigt und bestärkt fühlen, die Resilienz und das Wohlbefinden der Gesellschaft würden zunehmen und psychische Belastungen könnten reduziert werden.

Dr. Fabian Chmielewski, Diplom-Psychologe und Psychologischer Psychotherapeut:

Neben einer dystopischen »Der Mensch ist dem Menschen ein Wolf«-Situation könnte es auch anders laufen: Anstelle des tribalistischen Denkens, das von Egoismus und Nationalismus erfüllt ist, könnte sich auch ein stärkeres globales Gemeinschaftsgefühl entwickeln, gerade weil die meisten großen Krisen globale Probleme verursachen und nach globalen Lösungen verlangen. Menschen könnten es auch schaffen, ihre jeweiligen Kleingruppen zu transzendieren. Wir könnten unsere Interdependenz mit anderen Menschen und der Umwelt stärker spüren. Wahrnehmen, dass wir in der »Universalität des Leidens« (Yalom, 2005) miteinander verbunden sind. Dass so etwas möglich ist, zeigte sich ja zum Beispiel beim Pariser Klimaabkommen. Gaertner, Dovidio, Guerra, Hehman und Saguy (2016) meinen, dass es möglich sei, dass Outgroup-Mitglieder als Ingroup-Mitglieder einer übergeordneten Kategorie betrachtet werden können: Diese integrierende übergeordnete Identität kann aufgebaut werden durch die Bewusstmachung eines »gemeinsamen Schicksals oder durch gegenseitige Abhängigkeit im Angesicht [...] eines gemeinsamen Feindes« (Dovidio, Ikizer, Kunst u. Levy, 2020., S. 145; Übers. d. d. Autor), wie beispielsweise die Menschheit im Kampf gegen das Virus. Innerhalb dieser Wahrnehmung würden wir im Prinzip alle Teil einer größeren Ingroup (z. B. »Europäer«, »Erdenbürger«).

Der humanistische Psychologe Abraham Maslow (1961) träumte von einer positiven Utopie, die er »Eupsychia« nannte – damit meinte er »eine psychologisch gesunde Kultur – und nicht nur eine weitere materiell orientierte Utopie« (S. 2; Übers. d. d. Autor). Ein solches Eupsychia stelle ich mir vor als eine Gesellschaft, in der Menschen ihre zentralen Grundbedürfnisse selbstbestimmt erfüllen können, in der sie annäherungsmotiviert an persönlichen und gesellschaftlichen Zielvorhaben teilhaben und sich als glücklich und sinnerfüllt empfinden.

Wenn wir wieder an die Wechselwirkungen zwischen den Krisen denken: Natürlich sind auch positive Wirkungen denkbar, positive Schmetterlingseffekte, ungeahnte und unberechenbare positive Folgen, wenn viele Menschen sich engagieren. Sich gegenseitig verstärkende »Engelskreise« statt dystopischer Teufelskreise. Otto et al. (2020) beschreiben hier »soziale Kipppunkte«, die kaskadenartige, positive Systemveränderungen hin zu einer gesünderen und gerechteren Gesellschaft auslösen können.

Mareike Schulze, Diplom-Psychologin und Psychologische Psychotherapeutin:

Im besten Fall würden die äußeren Krisen zu einer globalen Bewusstseinsänderung führen, die zu einer tiefgreifenden gesellschaftlichen Transformation und einem Wertewandel führen würden. Eine umfassende Systemveränderung würde den Fokus hin zu Nachhaltigkeit, Gerechtigkeit, Sicherheit, Wohlstand für alle und Gemeinschaftssinn richten. In der Folge würden die Belastung, die Angst, der Druck und der Stress in der Bevölkerung abnehmen und auch psychische Erkrankungen zurückgehen. Die Individuen, aber auch Gemeinschaften hätten mehr Resilienz und Bewältigungskompetenzen. Das Gefühl von Kontrolle und Wohlbefinden würde zunehmen. Psychische Gesundheit wäre ein essenzieller Bestandteil von Wohlstand. Präventionsmaßnahmen wären eine zentrale Säule in der psychotherapeutischen Versorgung.

Dr. Hans Rusinek, Arbeitsforscher, New Work-Spezialist und Consultant:

Wir werden uns immer bewusster, wie unsere Psyche Resonanzfläche für die Krisen unserer Welt geworden ist, wir haben die Vokabeln und die Akzeptanz für das Thema. Auch wenn die Vokabeln oft falsch verwendet werden (nicht jeder Chef ist ein Narzisst, nicht jeder Trigger ein Trigger), so halte ich das doch für einen Fortschritt. Wenn wir darauf produktiv aufbauen, wenn die psychotherapeutische Ausbildung besser wird, dort mehr Diversität herrscht, und sich all das in niedrigschwelligeren und früheren Angeboten für alle niederschlägt, dann ist das eine sehr gute Sache.

Jessica Meininger, Diplom-Psychologin und Psychologische Psychotherapeutin:

Bestenfalls bedeutet für mich, dass alle wichtigen Stellschrauben mit geeinter Kraft bewegt und zum Besseren gewendet werden. Ich denke da zum Beispiel an die neun planetaren Grenzen, deren Einhaltung oder Überschreitung unmittelbar Auswirkungen auf unser Leben und damit auf die Gesellschaften hat. Es wäre so schön, wenn Folgendes möglich wäre: Die Menschen verständigen sich und überwinden die entgegenstehenden Eigeninteressen einzelner Gruppen. Stattdessen arbeiten sie gemeinsam an der Einhaltung der planetaren Grenzen. Es könnte eine Art »Wir-Gefühl« entstehen, in dem alle stolz sind, an einem Strang zu ziehen. Am schönsten fände ich dabei die Identifizierung mit allen Lebewesen in einer Haltung, die die Auswirkungen unseres Handelns auf alle Lebewesen mitbedenkt und unsere Verantwortung als dominierende Spezies ernst nimmt, auf unsere Mitwelt aufzupassen. Diese Haltung würde positiv auf unsere Spezies zurückwirken, so wie unsere Rücksichtslosigkeit über kurz oder lang negativ auf uns zurückwirkt. Dazu wäre vermutlich die Abkehr von der bestehenden Überbetonung von Konkurrenz, Dominanz und materiellem Status und die Bereitschaft, über sich selbst hinauszudenken, unabdingbar. Ich denke, dass das nach einer sehr unruhigen Zeit langfristig positive Auswirkungen auf die (psychische) Gesundheit haben könnte. Die Psy.-Berufe könnten dann neben den klassischen Aufgaben (die bestenfalls weniger notwendig wären) möglicherweise vermehrt Anwendung in der Begleitung von Veränderungen gesellschaftlicher Art, in Moderation und Konfliktmanagement, in der Förderung der Fähigkeit zur Perspektivenübernahme, Empathie und Selbstrelativierung finden. Ich halte diese Entwicklung nach derzeitigem Stand allerdings leider für nicht sehr wahrscheinlich.

Dr. Sebastian Karl, Psychiater, Zentralinstitut für Seelische Gesundheit:

Ich finde Bürger*innenräte immer wieder mutmachend. Die Vorschläge, die dort kommen, übersteigen häufig die »extremsten« politischen Forderungen. Das zeigt, dass Aufklärung doch irgendwie zur Einsicht beiträgt. Vielleicht würden wir in so einem Bestfall-Szenario wirklich neue Formen von Demokratie wagen, die auch die Akzeptanz der drastischen Maßnahmen, die wir brauchen, erhöhen. Und lokale Erfahrungen machen mir Mut, dass es im Zweifel gar nicht so lange braucht, bis Menschen die positiven Auswirkungen dieser Maßnahmen auf ihr Leben spüren. Dass wir mit einem drastischen Umsteuern eben nicht nur »das Klima« oder »die Umwelt« retten, sondern dass es uns allen damit auch ganz unabhängig von der Wirkung auf die Umwelt besser gehen würde.

Dr. Susanne Saha, Ärztin, Diplom-Biologin und Vorsitzende der AG Nachhaltigkeit in der Deutschen Dermatologischen Gesellschaft (DDG):

Die Geschichte hat gezeigt, dass gesellschaftliche Krisen wie zum Beispiel Kriege oder Naturkatastrophen als Katalysatoren für Veränderungen und Innovationen dienen können. In der derzeitigen Umweltkrise zeichnet sich bereits in Teilen der Gesellschaft ein positiver Wertewandel ab, der durch einen verstärkten Gemeinschaftssinn und innovative Lösungsansätze für soziale und ökologische Probleme gekennzeichnet ist.

Können diese positiven Entwicklungen in die Gesamtbevölkerung erfolgreich transportiert werden, führt dies nicht nur zu einer Beschleunigung der Transformation, sondern auch zu einer Stärkung der Resilienz. Das heißt, diese Entwicklungen können zu einer Verbesserung der allgemeinen psychischen Gesundheit führen, was die Psy.-Berufe entlastet und ihre Handlungsfähigkeit aufrechterhält.

Carel Mohn, Journalist und Politikwissenschaftler:

Bestenfalls gelingt es Gesellschaften, sich auf eigene Stärken und die bereits erlebte kollektive Selbstwirksamkeit im Umgang mit Krisen zu besinnen und daraus Zuversicht und Handlungsmacht zu gewinnen. Die deutsche Geschichte des 20. und 21. Jahrhunderts bietet neben allen politischen Katastrophen und Verbrechen mit Blick auf die drängenden ökologischen, politischen und sozialen Krisen unserer Zeit eben auch zahlreiche Beispiele dafür, wie Trends ins Positive gekippt werden können, wie entschiedenes politisches Handeln auch ein erfolgreiches Meistern von Krisen gelingen lässt. Beispiele hierfür sind die phänomenalen Erfolge des sozialen Bauens in den 1920er Jahren, der immense Erfahrungsschatz im Umgang mit Umweltproblemen wie Giftmüll oder Gewässerverschmutzung oder auch die (in historischer Perspektive) in beachtlichem Tempo vollzogene rechtliche und gesellschaftliche Gleichstellung der Geschlechter, von Menschen mit Behinderungen oder anderen diskriminierten Gruppen. Es geht darum, diese im kollektiven Gedächtnis abrufbaren Erfahrungen sichtbar zu machen und wert(!)zuschätzen. Dies wiederum kann die psychische Gesundheit stärken, weshalb hieraus auch eine politische und gesellschaftliche Aufgabe für die Psy.-Berufe erwächst.

Dr. Anne Hübner, Fachärztin für Anästhesie und Intensivmedizin bei der Deutschen Allianz für Klimawandel und Gesundheit (KLUG):

Bestenfalls erwächst aus der Krise ein Zusammengehörigkeitsgefühl. Das, was anfangs als Verzicht empfunden wurde (leben innerhalb planetarer Grenzen), wird als Bereicherung empfunden, das Downsizing führt zu einem Gefühl von Freiheit und Leichtigkeit. Die Verantwortung gegenüber nächsten Generationen stärkt die generationenübergreifende gegenseitige Unterstützung. Wohnprojekte und solidarische Landwirtschaft integrieren Menschen mit wenig Einkommen und fehlender familiärer Unterstützung und wirken der Vereinsamung entgegen. Dadurch steigt die psychische Gesundheit innerhalb der Gesellschaft und der Bedarf an psychologischer und psychiatrischer Behandlung sinkt.

Die Transformationsforscherin Prof. Dr. Maja Göpel stellte im Interview mit dem Deutschlandfunk (2024) dar: Es ist eine Frage unserer Kultur, die helfen kann, neue Vorstellungen von einer nachhaltigen Zukunft zu entwickeln. Dafür brauche es etwa eine neue Sprache, eine neue Rhetorik. Statt über Verzicht zu klagen, können wir uns im Futur zwei fragen: »Wer möchte ich gewesen sein?«

9 Zurück zum Ich – psychische Gesundheit und jede*r Einzelne

Es war einmal eine Schlange, die tief im Wald lebte und stolz auf ihre glänzenden Schuppen war. Doch durch das viele Schlängeln auf dem rauen Waldboden waren ihre Schuppen, einst geschmeidig und schimmernd, allmählich stumpf geworden. Sie fühlte sich schwer, ihre Haut spannte und juckte und sie konnte sich nicht mehr so frei und mühelos bewegen wie früher. Die Schlange wusste, dass es Zeit war, sich zu häuten, eine natürliche Erneuerung, die sie regelmäßig durchlief. Doch sie hatte es dieses Mal lange herausgezögert, hatte stets etwas anderes vorgeschoben, und nun schwanden ihre Kräfte durch die alte Hautschicht und sie fühlte sich zunehmend unbehaglich.

Eines Tages versuchte die Schlange durch eine enge Felsspalte zu schlüpfen, doch blieb stecken. Sie versuchte sich zu winden, doch ihre alte, verhärtete Haut hielt sie gefangen. Sie bekam Angst, aber merkte auch: Ich muss jetzt endlich etwas für mich tun! Also zog sich die Schlange zurück auf einen ruhigen, schattigen Platz im Wald und begann, ihren Körper an den rauen Ästen und Steinen zu reiben. Es war ein langwieriger und unangenehmer Prozess, der ihr viel Geduld und Kraft abverlangte. Die alte Haut löste sich nur langsam, Stück für Stück, und an manchen Stellen war es schmerzhaft, sich von dem zu trennen, was sie so lange getragen hatte. Doch die Schlange hielt durch, auch wenn es ihr schwerfiel. Als sie schließlich ihre alte Haut vollständig abgestreift hatte, blieb sie erschöpft, aber erleichtert liegen. Ihre neue Haut schimmerte in der Sonne, weich und frisch. Sie fühlte sich plötzlich leicht, als hätte sie eine riesige Last abgeworfen. Die Schlange streckte sich und schlängelte mit neu gewonnener Kraft durchs Unterholz. Ihre Bewegungen waren nun wieder fließend und frei, das Jucken und die Schwere waren vergangen. Sie dachte sich: Das Loslassen alter Belastungen ist schwierig, aber offenbar kann ich nur so den Herausforderungen des Lebens mit Leichtigkeit begegnen.

Viele Insekten und Reptilien häuten sich regelmäßig. In dieser Zeit sind sie besonders verletzlich, benötigen Ruhe und ziehen sich in sichere Bereiche zurück, bis der Prozess abgeschlossen ist. Danach kehren sie gestärkt und erneuert in ihre alte Umgebung zurück. Es gibt diverse Beispiele in der Natur, in denen zeitweiliger Rückzug und ein im übertragenen Sinne Besinnen auf sich selbst nötig sind, um wieder zu Kräften zu kommen. Diese Regenerationsprozesse sind für viele Lebewesen existenziell und unerlässlich: Bären ziehen sich im Winter unter unwirtlichen Bedingungen zum Schlafen zurück. Bäume werfen im Herbst die Blätter ab, minimieren so ihren Energieverbrauch und erholen sich für den nächsten Wachstumszyklus. Viele Vogelarten ziehen sich während der Brutzeit in ihre Nester zurück und konzentrieren sich auf ihre Küken. Raubtiere wie Löwen und Tiger schlafen oft bis zu zwanzig Stunden am Tag, um dann ausreichend Energie für den nächsten Jagderfolg aufzubringen. Rückzug und Regeneration sind universelle Prinzipien der Natur, die uns Kraft geben und unser Überleben sichern.

Es sind nicht nur, aber ganz wesentlich auch die Psy.-Berufe, die viele Menschen dabei unterstützen, auf sich selbst und die eigenen Grenzen zu achten, aus Krisen herauszuwachsen und zu neuer Kraft, oft auch verbunden mit neuen Perspektiven, zu finden. Es gehört zu unserem Job, psychische Belastungen zu reduzieren und Menschen bestenfalls zu einem sorgsamen Umgang mit den eigenen Bedürfnissen und Werten zu verhelfen. Gelingt dies, sinkt auch die Wahrscheinlichkeit von Abwehr und Verleugnung gegenüber äußeren Krisen (Wullenkord, 2022). Wenn die Grundbedürfnisse nach Schutz und Stabilität erfüllt sind, können wir belastende Inhalte besser integrieren, selbstbestimmt handeln und werden somit krisenresilienter.

Als Psy.-Berufe dürfen wir uns selbst keinesfalls freisprechen von der Notwendigkeit eines ganz persönlichen Häutens, Blätter-Abwerfens oder (Winter-)Schlafs. In dieser Hinsicht ähneln wir jeder weiteren Tierart. Pausen sind erforderlich, um unser Stresslevel ausreichend moderat zu halten, auch damit wir in unserer Arbeit mit Patient*innen, aber auch mit uns selbst und der Welt um uns herum das Mitgefühl nicht verlieren.

Methoden der Entlastung bei Erschöpfungszuständen dürften den meisten Menschen in Psy.-Berufen bestens bekannt sein – ob sie sie auch in die Tat umsetzen, ist sicher unterschiedlich und wiederum von den jeweiligen persönlichen Rahmenbedingungen abhängig. Viele Psychotherapeut*innen in Ausbildung beispielsweise haben aufgrund des finanziellen und persönlichen Drucks, endlich die langjährige Berufsausbildung abzuschließen, weniger Möglichkeiten zur Regeneration. Ähnlich verhält es sich bei Kolleg*innen, die zugleich Eltern jüngerer Kinder oder in Pflegeverantwortung sind und die somit einerseits weniger Zeit für die eigene Erholung haben, andererseits oft die doppelte »Care-Arbeit« aufbringen müssen (beruflich plus privat).

Hinsichtlich der verschiedenen Möglichkeiten der Selbstfürsorge sei noch die kurze Ergänzung erlaubt, dass die Art der Pausengestaltung einen erheblichen Unterschied in der Treibhausgasbilanz machen kann: Nichtstun, entschleunigen, lesen, Freundschaften pflegen, Bewegung, Sex und vieles mehr sind praktisch emissionsfrei und sehr gesundheitsförderlich. Der Trend, auch Erholung und Wellness zu kapitalisieren, ist hingegen deutlich kritischer zu betrachten. Menschen darin zu bestärken, sich mal eine Wochenendauszeit auf Ibiza oder eine ausgedehnte Shopping-Tour zu gönnen, um so richtig erholen zu können, erscheint schon im Freundeskreis, insbesondere aber im Beratungs- und Behandlungssetting gänzlich aus der Zeit gefallen. Es ist keineswegs im Sinne unserer kollektiven Resilienz, auch noch die Selbstfürsorge zu einem Höher-Schneller-Weiter-Wettbewerb zu machen oder damit die ökologischen Krisen weiter zu befeuern.

Als Buch, das sich an die Angehörigen von Psy.-Berufen richtet, möchte ich mich im Folgenden auf die spezifischen Herausforderungen konzentrieren, denen wir in unserer Arbeit in Zeiten globaler Krisen ausgesetzt sind und nicht die den Lesenden vermutlich gut bekannten Selbstfürsorge-Strategien wiederholen. Zu diesen besonderen Herausforderungen gehört auch der Umgang mit dem Leid in der Welt und den vielen negativen Nachrichten, die täglich auf uns einströmen (siehe Kapitel fünf zur Nachrichtenvermeidung und Fake News). In diesem Sinne sei zunächst auf das auch für unsere Berufsgruppen notwendige Finden eines gesunden Maßes an Nachrichtenkonsum hingewiesen. Dieses ist erforderlich, um einerseits die potenziellen Belastungen, mit denen Patient*innen sich an uns wenden, nicht auszublenden, andererseits aber auch, um den nötigen Selbstschutz zu gewährleisten. Die ständige Herausforderung ist, eine immer neue persönliche Balance zu finden, um an die kollektiven Gefühle durch die multiplen Krisen anknüpfen zu können, ohne selbst von diesen überflutet zu werden.

Eine fortlaufende eigene aktive Auseinandersetzung mit den Polykrisen ist auch erforderlich, um selbst auf Basis solider Informationen gesellschaftlich und politisch partizipieren zu können. Eine stabile Demokratie, die sich populistischen Narrativen erfolgreich entgegenstellt, ist auf informierte Bürger*innen mit ausreichender Medien- und Quellenkompetenz angewiesen. Selbstverständlich kann es dennoch je nach persönlicher Lebenssituation sinnvoll sein, zeitweise bewusst medienfreie Phasen einzulegen oder den eigenen Nachrichtenkonsum zu begrenzen – etwa am Abend, um eine entspannte Nachtruhe zu ermöglichen, oder wenn andere Belastungen im Leben hochkochen. Wie so oft gilt es auch hier, das persönlich passende Maß zu finden und immer wieder aufs Neue auszutarieren.

Selbstreflexion:

- Wo informierst du dich in welchem Ausmaß?
- Hat dein Nachrichtenkonsum Auswirkungen auf dein Stresslevel oder gab es in der Vergangenheit Zeiten, in denen das der Fall war?
- Woran erkennst du seriöse Medien?
- Wer in deinem Umfeld konsumiert welche Medien? Welchen Einfluss hat das auf die Meinungsbildung dieser Person?

Zurück zur Notwendigkeit, regelmäßig zu pausieren und sich auszuruhen – und zu einem weiteren Thema speziell für helfende Berufsgruppen in einer sich wandelnden Gesellschaft: Weil Behandelnde in Krisenzeiten zusätzlich zum Leid ihrer Patient*innen auch einen Umgang mit ihren eigenen Unsicherheiten finden müssen, kann sich das eigene Regenerationsbedürfnis erhöhen. Gibt es keine ausreichende Möglichkeit, diesen Bedürfnissen gerecht zu werden, kann das Risiko für Mitgefühlsmüdigkeit (englisch: Compassion Fatigue) steigen. Dabei handelt es sich um einen Zustand hoher emotionaler Erschöpfung, der uns innerlich »abstumpfen« lässt oder unsere Mitschwingungsfähigkeit im sozialen Kontakt einschränken kann

(Rohwetter, 2019). Wenn Menschen sich über längere Zeit mit hohem Verantwortungsgefühl mit dem Leiden anderer beschäftigen, Anteil nehmen und deren Stress unmittelbar miterleben, ist dies verständlicherweise sowieso mit erheblichen eigenen Belastungen verbunden. Mitgefühlsmüdigkeit kann dazu führen, dass wir auf individuelle und/oder äußere Probleme mit verminderter Empathie, Gleichgültigkeit oder Zynismus reagieren und dass langfristig auch unsere eigene psychische Gesundheit dadurch beeinträchtigt wird. Professionelles Arbeiten im engen Kontakt mit dem Gegenüber, aber auch eine persönliche aktive Auseinandersetzung mit den Polykrisen und ihrer psychisch gesunden Verarbeitung werden auf diese Weise verzögert oder ganz verhindert.

Doch leiden wir gesellschaftlich nicht kollektiv unter Mitgefühlsmüdigkeit mit Blick auf die großen Krisen um uns herum: Krankheiten, Leid, Flucht, Armut, Diskriminierung …? Es ist klar, dass wir in unserer menschlichen Wahrnehmung nur einen »finite pool of attention« (van Bronswijk, Komm u. Zobel, 2021), also einen begrenzten Pool an Aufmerksamkeit zur Verfügung haben, und eben nicht die ganze Welt retten können. Umso entscheidender ist es, sich selbst in regelmäßigen Abständen kritisch zu hinterfragen, worauf das eigene Maß an Energie gerichtet werden soll. Und hinsichtlich psychischer Gesundheit stellt sich die dringende Frage, auf welche Weise wir sie für so viele Menschen wie möglich fördern und schützen können – im Einklang mit den eigenen Werten und ohne selbst die Kraft zu verlieren.

Selbstreflexion:

- Welchen äußeren Krisen wendest du dich mit deiner Aufmerksamkeit zu?
- Mit welchen Menschen oder Personengruppen empfindest du größeres oder geringeres Mitgefühl und warum?
- Welche gesellschaftlichen Themen vermeidest du und warum?
- Wie wärst du in dieser Hinsicht gerne?

Meine liebe Kollegin Kathrin Macha (2024), Psychologische Psychotherapeutin, Klimabeauftragte der Psychotherapeutenkammer Rheinland-Pfalz und aktive Psychologist for Future beschreibt diese

Reflexion, aber auch ihr eigenes Erleben von Mitgefühlsmüdigkeit in eindrücklicher Weise im Bericht über ihren Einsatz im Geflüchteten-Camp Mavrovouni auf Lesbos (2023–2024). Kathrin schreibt:

> Nach drei Monaten erfahre ich zum ersten Mal, was man wohl als »Compassion Fatigue« bezeichnet. Manchmal bin ich müde. Müde davon, jeden Tag aufs Neue Menschen im Camp anzutreffen, die furchtbare Geschichten mitbringen und unter ihrer Vergangenheit, Gegenwart und einer unsicheren Zukunft leiden. Müde davon, sich hilflos zu fühlen. Müde davon, als psychosozialer Support stets nur an der Oberfläche zu bleiben. [...] Die ständige außerordentliche emotionale Belastung stumpft mich fast ab, meine Empathie scheint zu versiegen und ich spüre das Bedürfnis, mich zurückzuziehen. Ich schäme mich. Aber ich merke auch: Es ist das Resultat daraus, mit so viel Leid konfrontiert zu sein, und dabei in den letzten Wochen nicht genügend Ausgleich eingeplant zu haben. Es ist dringend nötig, hier genug Selbstfürsorge zu üben.

Und konfrontiert mit der Frage, wie sie ihre freie Zeit nach ihrem Einsatz für sich nutzen möchte, reflektiert sie:

> Wow – ich habe die Wahl. Theoretisch kann ich tun, was immer ich will. Kann mich frei bewegen, wohin ich möchte. Kann Neues lernen, wann immer ich will. Kann meine Familie sehen, arbeiten, Urlaub machen. Kann alles abbrechen, wenn ich es nicht mehr möchte. Die Freiheit fühlt sich überwältigend an (Macha, 2024).

Kathrin Machas Bericht macht deutlich: Egal unter welchen Rahmenbedingungen – der Blick auf die eigenen Belastungsgrenzen und die Pflege der persönlichen psychischen Gesundheit sind eine Notwendigkeit. Ihr ganzer Bericht (siehe Literatur) ist eindrücklich und lesenswert. Empfehlung!

Man muss sich nicht im Geflüchteten-Camp auf der Insel Lesbos aufhalten, um Mitgefühlsmüdigkeit zu erleben. In meinem Fall reicht es erfahrungsgemäß, in der Arbeit mit Patient*innen über mehrere Jahre am selben Ort mit sich wiederholenden psychischen Konfliktthemen konfrontiert zu sein. Ich merke dann, wie ich angefasster, kühler oder ungeduldiger werde und in mir das Bedürfnis nach einem Perspektivwechsel wächst. Doch eine wesentliche Veränderung der eigenen beruflichen Tätigkeit ist in unserem Gesellschaftssystem voraussetzungsvoll. Ein lebenslanger kassenärztlicher Versorgungsauftrag oder eine etablierte, mit Annehmlichkeiten verbundene Anstellung in einer Klinik oder Gesundheitseinrichtung können die Hürde für eine berufliche Neuorientierung erheblich erhöhen.

Vielen Kolleg*innen, die Symptome von Mitgefühlsmüdigkeit beschreiben, gelingt es mitunter, mittels (oft intensiver und aufwendiger) Fortbildung in einem alternativen Therapieverfahren oder Ähnlichem ihren Blick zu erweitern und so mit neuen Anregungen in den Patient*innenkontakt treten zu können. Dies kommt dem Problem entgegen, dass Schulentreue zur Mitgefühlsmüdigkeit beitragen kann (Rohwetter, 2019). Ein solches Vorgehen ist sinnvoll, entspricht der Fortbildungsnotwendigkeit zum Approbationserhalt und ist gleichzeitig ein Luxus. Ein Wechsel des Arbeitsumfeldes oder eine Abkehr aus der klassischen 1:1-Patient*innenbehandlung in ein Gruppen- oder sogar gesellschaftliches, sozial-ökologisches Setting kann den gleichen Effekt haben und sollte uns durch die Ausweitung des Berufsbilds leichter gemacht werden. Dies wäre schon allein im Sinne des psychischen Gesundheitsschutzes (Public Health!) und der Übernahme sozialer Verantwortung in Zeiten von Polykrisen wünschenswert. Es würde unsere Wirksamkeit erheblich erhöhen, unser Aufgabenfeld interdisziplinär auszuweiten und wäre unter Berücksichtigung der erwartbaren Veränderungen durch Künstliche Intelligenz zusätzlich zukunftsweisend.

Neben allen denkbaren Veränderungen der persönlichen privaten oder beruflichen Rahmenbedingungen soll hier eine weitere Möglichkeit der »inneren Weiterbildung« nicht ausgelassen werden: *Vernachlässigen Sie Ihre eigene Therapie nicht,* schreibt der berühmte Psychoanalytiker Irvin Yalom (2002) in seinem ebenfalls berühmten und lesenswerten Buch »Der Panama-Hut«. Er weist an gleicher Stelle darauf hin, dass das »wertvollste Instrument des Therapeuten sein eigenes Selbst« sei (S. 55). Unsere Vorbildfunktion ist erheblich, und die Fähigkeit, mit unserem Gegenüber mitzuschwingen, ein unentbehrlicher und doch fragiler Bestandteil unserer Berufsausübung. Selbst wenn keine akuten Überlastungen vorliegen: Die

Selbsterforschung hört bestenfalls nie auf und ist ein methodisch vielfältiger lebenslanger Prozess[6].

Für sehr viele Menschen sind Behandlungsplätze unerreichbar oder zumindest schwer zu finden. Sie sind nicht in ausreichender Menge verfügbar. Dennoch ist es absolut gerechtfertigt, dass Therapeut*innen selbst diese Plätze immer wieder in Anspruch nehmen, um langfristig auf hohem Niveau zu arbeiten und keine notwendige Entwicklungsfähigkeit einzubüßen. Wir entlasten das Versorgungssystem für psychische Erkrankungen auf diese Weise mittel- und langfristig, wenn wir selbst bei Kräften bleiben, und richten zudem weniger Schaden an.

Gut, wenn wir dabei pragmatisch bleiben. Wenn wir uns psychischer Stabilität erfreuen, müssen wir keinesfalls unbedingt noch das vergrabene Kindheitstrauma aufarbeiten – auch dann nicht, wenn wir einen Beruf ausüben, der Selbstreflexion verlangt. Es kann auch eine berechtigte und sinnvolle Entscheidung sein, weitere Selbsterfahrung zeitweise zu pausieren und die gewonnene Zeit dafür zu nutzen, vermehrt andere vulnerable Gruppen zu schützen und uns an Transformationsprozessen zu beteiligen – gerne je nach persönlichen Privilegien als Daumenregel mit zwanzig Prozent der eigenen Arbeitszeit (siehe »Projekt 20«) (Hagedorn, 2020). Zwanzig Prozent? »Die meisten Menschen, denen wir diesen Vorschlag bisher gemacht haben, reagierten darauf mit einem Lächeln. 20 Prozent sei unvorstellbar ambitioniert. Wir hingegen sind uns nicht sicher, ob es – für eine begrenzte Zeit – nicht noch deutlich größerer Anstrengungen bedarf,« schreiben Gregor Hagedorn und Felix Peter (2021, S. 186) mit Blick auf die im IPCC-Bericht genannten Transformationsherausforderungen. Dabei betrachten sie in ihrer Analyse »nur« die Klimakrise und lassen weitere äußere Rahmenbedingungen weitgehend außen vor. Es gibt tatsächlich sehr, sehr viel für uns alle zu tun!

6 Meine eigene therapeutische Reise beinhaltet ca. 400 Stunden Einzeltherapie, ca. 180 Stunden Gruppenpsychotherapie, einen dreiwöchigen Reha-Aufenthalt und ca. 80 Stunden in Paar- oder sonstigen komplementären Therapien.

Selbstreflexion:

- Wie hat sich dein Mitgefühl im Laufe der Zeit (Kindheit bis heute) verändert?
- In welchen Lebensphasen hast du es besonders intensiv oder (fast) gar nicht mehr empfunden?
- Welche Menschen und Themen lösen dein Mitgefühl leicht aus, bei welchen Themen bist du weniger berührbar?
- Wie viel Bedeutung misst du dem Ausmaß deines eigenen Mitgefühls bei und wie oft spürst du diesem nach?

Abschließend wenden wir uns in diesem Kapitel noch einem weiteren Aspekt des psychischen Gesundheitsschutzes in Zeiten äußerer Krisen und Belastungen zu, der erneut deutlich macht, wie individuelle und kollektive Fürsorge miteinander verbunden sind: Die persönliche Selbsterfahrung und -fürsorge kann auch unter der Überschrift der individuellen Resilienzentwicklung gelesen werden, das heißt, der gesunden (Weiter-)Entwicklung angesichts ungünstiger Lebensumstände oder kritischer Ereignisse. Individuelle Resilienzförderung im Zusammenhang mit einem äußeren Krisengeschehen geht dabei über reine Selbstfürsorgetechniken hinaus und beinhaltet bestenfalls neben der fortlaufenden Auseinandersetzung auch eine Integration des inneren und äußeren Erlebens ins eigene Fühlen, Denken und Handeln.

Denn gerade mit Blick auf die Polykrisen gilt: Um die Resilienz für jede*n Einzelne*n zu stärken und die Gesundheit zu schützen, sind nicht nur intrapsychische, sondern mitunter auch sehr handfeste Veränderungen im Außen nötig – Schutzmaßnahmen vor Hitze und anderen Extremwetterereignissen beispielsweise. Als Menschen sind wir wie alle anderen Lebewesen von einer sicheren Umgebung abhängig, von einer passenden Temperatur und Luftfeuchtigkeit, von ausreichend Wasser und Nahrung, Schutz vor Gewalt und Kriegen, medizinischer Versorgung etc. Individuelle Resilienz ist daher grundsätzlich undenkbar, wenn nicht zugleich diese Sicherheit gebenden Außenfaktoren erhalten oder restauriert werden können. Gesunde, resiliente Menschen gibt es nur auf einer gesunden Erde (Peter u. Nießen, 2022; Pudlatz, 2023).

Allein mit Blick auf die Klimakrise bedeutet das: Wir können uns nicht unbegrenzt anpassen. Ein zu starker Fokus auf individuelle Resilienzförderung und Selbstfürsorge kann im Zusammenhang mit äußeren Krisen notwendiges Handeln sogar verzögern oder verhindern. Neben der Anpassung (Adaption) muss zur psychischen Resilienzförderung immer auch die Frage nach nötiger Transformation mitgedacht und umgesetzt werden (Peter u. Nießen, 2022). Gerade für Psy.-Berufe beinhaltet dies eine besondere eigene Verantwortung und in der praktischen, klinischen Arbeit auch eine Weiterentwicklung über das in Studium und Ausbildung oft noch vorherrschende individuelle Resilienzverständnis hinaus (Pudlatz, 2023). Für die persönliche Auseinandersetzung bedeutet das: Die Reflexion der äußeren Ereignisse und der eigenen (damit verbundenen oder unabhängigen) psychischen Belastung sollte regelmäßig und immer wieder aufs Neue erfolgen und bestenfalls in einem ständigen Austarieren zwischen Pause und Engagement mit (Selbst-)Wirksamkeitserfahrungen münden.

Der Einfluss der äußeren Rahmenbedingungen auf unsere psychische Gesundheit ist enorm, doch die daraus resultierenden Gefühle und Belastungen erleben wir zunächst doch wieder für uns allein beziehungsweise ganz individuell. Neben den oft bereits schweren eigenen psychischen Themen und Belastungen ist die Herausforderung der heutigen Zeit, dennoch die Augen nicht zu verschließen und das eigene Mitgefühl zu trainieren und lebendig zu halten.

Die Integration permanenter äußerer Krisen in unser Fühlen, Denken und Handeln ist ein anspruchsvoller und zeitintensiver psychischer Verarbeitungsprozess.

Für alle Menschen, für einige Gruppen wie Kinder und Jugendliche aber besonders.

Für Psy.-Berufe ist dieser Verarbeitungsprozess knifflig, da er ein Hinauswachsen über den eigenen berufspraktischen Alltag mit all seinen Selbstverständlichkeiten und die Übernahme sozial-ökologischer Verantwortung beinhaltet. Dazu gehört zum Beispiel oft auch das Erlebnis, die Nicht-Betroffenheit von den Problemen des Gegenübers zu überwinden und damit die Hierarchie zwischen Patient*in und Therapeut*in zu mindern. Gerade in Krisenzeiten gewinnen auch übergreifende Sinnfragen und das Aufrechterhalten von konstruktiver Hoffnung an Bedeutung und sollten prozesshaft reflektiert werden. Dazu gehört es, die eigene Position in der Welt wahrzunehmen, die eigene Verletzlichkeit anzunehmen und zu integrieren, ohne das professionelle Engagement zu verlieren. Da sich insbesondere funktionierende Gemeinschaften als resilienzfördernd erwiesen haben, gilt es in Krisenzeiten besonders, gute Netzwerke von Kolleg*innen, Supervisionsgruppen oder ähnliches in die tägliche Arbeit zu integrieren. Seien Sie zu diesem Zweck auch herzlich eingeladen, Teil der Psychologists/Psychotherapists for Future zu werden!

10 Wertewandel – ethische Überzeugungen und psychische Gesundheit

Einstellungen, Werte und Verhaltensweisen sowie Beziehungen nehmen eine zentrale Rolle ein beim Erreichen planetarer Gesundheitsziele. Die Vitalität der Ökosysteme ist reziprok abhängig von Empathie, Gegenseitigkeit und Verantwortung auf individueller, gemeinschaftlicher, gesellschaftlicher und globaler Ebene.

– zweites Prinzip der »Canmore-Erklärung« (Prescott et al., 2018), einer Grundsatzdeklaration für planetare Gesundheit.

Kennst du das Lied »Das Land, in dem ich leben will« von Bodo Wartke (undatiert)? Ich lade dich ein, es zur Einstimmung auf dieses Kapitel anzuhören. Es beginnt mit diesen Zeilen:

Ich hab den Eindruck, dass das was die ganze Welt
bislang in ihrem Innersten zusammenhält,
wenn wir nicht aufpassen, auseinanderfällt,
wie bei einem Erdbeben,

selbst das, was man bisher für gegeben hält,
weswegen sich mir immer mehr die Frage stellt:
In was für einem Land auf dieser Welt
will ich eigentlich leben?

[...]

Im weiteren Verlauf baut Wartke in mehreren Strophen eine Utopie auf, die viele der hier im Buch bereits umrissenen Themen aufgreift und konstruktiv weiterspinnt. Es ist wichtig, sich regelmäßig eine Vorstellung von einer lebenswerten Zukunft vor Augen zu führen. Neben allen ehrlichen Problembeschreibungen brauchen wir als Menschen auch Ziele, die es sich in unserem Handeln zu verfolgen lohnt. Wenn wir uns darüber klar werden, was uns wirklich wichtig ist, können wir in unserem Alltagshandeln leichter auf diese inneren Bilder zurückgreifen. So finden wir auch eher einen Bezug zu unseren zugrunde liegenden Werten, die sich wie ein »Warum?« verborgen hinter unserem täglichen Verhalten verstecken.

Dieser Zusammenhang zwischen unseren Werten und unserem Handeln besteht nicht eins zu eins: Werte dienen uns wie ein innerer Kompass. Ihre Auswirkungen auf unser Verhalten sind zwar messbar, doch mitunter auch fragil. Eine kontinuierliche Selbstreflexion (und damit ein wesentlicher Inhalt unseres beruflichen Handelns!) kann helfen, diesen Zusammenhang zu stärken.

Nelson Mandela beispielsweise hat genau das gemacht. Er reflektierte während seiner Inhaftierung in Südafrika jahrelang über seine Werte von Gleichheit, Freiheit und Gerechtigkeit und entschied schließlich, sich aus dem bewaffneten Widerstand gegen das Apartheid-Regime zu verabschieden und stattdessen auf Verhandlungen und Versöhnung zu setzen. Später wurde er zum wichtigen Wegbereiter des Übergangs von der Apartheid zu einem gleichheitsorientierten, demokratischen Südafrika.

Ähnlich hatte sich Mahatma Gandhi in einem jahrelangen Reflexionsprozess entschieden, nicht mit Gewalt auf die Unterdrückung durch die Briten in Indien zu reagieren. Eine schwierige Entscheidung damals, denn viele hielten ein gewaltfreies Vorgehen für ineffektiv, und es wäre für ihn vermutlich ein Leichtes gewesen, radikaler vorzugehen. Dennoch hielt er an seiner Überzeugung fest und führte den berühmten Salzmarsch an – eine entscheidende Phase im indischen Unabhängigkeitskampf, die schließlich in die Freiheit führte.

Welche Werte wir jeweils verfolgen und in welchem Ausmaß wir das tun, ist durch unsere Kultur und unser soziales Umfeld ganz wesentlich mitgeprägt, aber es ist auch über die Lebensspanne hinweg reflektierbar und veränderbar! Eine gute Nachricht! Werte können uns Motivation geben, für etwas aktiv zu werden, was uns wünschenswert erscheint. Sie können die Grundlage sein für wichtige Lebensentscheidungen, die wir treffen, aber auch für unser ganz alltägliches Handeln und Wirken. Sie dienen uns immer wieder als Entscheidungskriterium und Handlungsmaßstab (allerdings keineswegs bindend). All dies passiert normalerweise unbewusst, aber wir können es uns – die unendlich großen Fußstapfen von Mandela oder Gandhi kurz ausnutzend – gewinnbringend bewusstmachen. Denn je bewusster wir nach unseren Werten leben, desto bewusster können wir auch unser Handeln danach ausrichten und desto psychisch gesünder sind wir (Schnell, 2020).

Welche Werte gibt es? Das Public Interest Research Centre (PIRC) hat 2014 in einem frei verfügbaren Handbuch Wissen über Werte zusammengefasst und dargestellt, wie diese für eine zukunftssichernde Arbeit nutzbar gemacht werden können. Sie definieren und clustern darin die zentralen Werte, die wir alle in uns tragen, die aber je nach Situation und Lebenserfahrungen mehr oder weniger aktiv sein können (Public Interest Research Centre, 2014):

Selbstbestimmung:
- Freiheit: Freiheit des Gedankens und der Tat
- Neugier: forschend, an allem interessiert sein
- Kreativität: Einzigartigkeit und Einfallsreichtum
- eigene Ziele wählen: seine eigenen Absichten verfolgen
- Selbstachtung: an seinen eigenen Wert glauben
- Unabhängigkeit: selbstständig, autark sein

Blick aufs Ganze:
- Toleranz: aufgeschlossen für andere Ideen und Überzeugungen sein
- Einheit mit der Natur: seinen Platz in der Natur finden
- Gleichheit: gleiche Chancen für alle
- Natur schützen: die natürliche Umwelt erhalten
- innere Harmonie: im Reinen mit sich selbst sein
- soziale Gerechtigkeit: Ungerechtigkeit beseitigen, sich um Schwächere kümmern
- Welt der Schönheit: Schönheit in Natur und Kunst
- Welt in Frieden: Freiheit von Krieg und Auseinandersetzungen
- Weisheit: ein gereiftes Verständnis des Lebens

Gemeinsinn:
- reife Liebe: tiefe emotionale und spirituelle Vertrautheit
- Hilfsbereitschaft: sich für das Wohl anderer einsetzen

- geistiges Leben: vorrangig geistige, nicht materielle Ziele verfolgen
- Vergeben: willens sein, anderen zu verzeihen
- Ehrlichkeit: aufrichtig, echt sein
- wahre Freundschaft: gute, unterstützende Freund*innen
- Sinn im Leben: einen Lebensinhalt haben
- Verantwortung: verlässlich, zuverlässig sein
- Loyalität: Freund*innen und Bezugsgruppen treu sein

Konformität:
- Selbstdisziplin: Selbstbeschränkung, Versuchungen widerstehen
- Höflichkeit: Anstand, gutes Benehmen
- Achtung vor dem Alter: Respekt für die ältere Generation
- Gehorsam: Pflichtbewusstsein und -erfüllung

Tradition:
- Demut: bescheiden, zurückhaltend sein
- Weltflucht: weltlichen Belangen entsagen
- fromm: mit Überzeugung gläubig sein
- Achtung vor der Tradition: Erhaltung des Alten und Ehrwürdigen
- Mäßigung: Extreme im Fühlen und Handeln vermeiden
- Schicksal annehmen: sich seinen Lebensumständen fügen

Sicherheit:
- Gesundheit: nicht physisch oder seelisch krank sein
- familiäre Sicherheit: Geborgenheit für die Angehörigen
- soziale Ordnung: Stabilität der Gesellschaft
- Sauberkeit: reinlich und ordentlich sein
- Erwiderung von Gefälligkeiten: nicht in jemandes Schuld stehen
- nationale Sicherheit: Schutz des eigenen Landes vor Feinden
- Zusammengehörigkeitsgefühl: das Gefühl, dass sich andere um mich sorgen

Macht:
- soziale Anerkennung: Respekt und Zustimmung von anderen
- Reichtum: Geld und materieller Besitz
- Autorität: das Recht, Menschen zu führen und Dinge anzuordnen

- soziale Macht: Kontrolle und Dominanz über andere
- Gesicht wahren: ein Image aufbauen und schützen

Leistung:
- Einfluss: auf Menschen und Ereignisse einwirken können
- Ehrgeiz: fleißig, strebsam sein
- Erfolg: seine Ziele erreichen
- Fähigkeiten: kompetent, wirkmächtig und effizient sein
- Intelligenz: logisch und überlegt sein

Genuss:
- Leben genießen: Essen, Sex, Freizeitspaß etc.
- Zügellosigkeit: in genussvollen Erfahrungen schwelgen
- Vergnügen: Befriedigung von Wünschen und Begierden

Abenteuer:
- Wagemut: Abenteuer und Risiko suchen
- Abwechslung im Leben: von Herausforderungen, Neuem und Wandel geprägt
- anregendes Leben: aufregende Erfahrungen machen

Selbstreflexion:
- Welche Werte der oben genannten sind dir besonders wichtig?
- In welchem Ausmaß berücksichtigst du deine dir wichtigsten Werte im Handeln und in der Entscheidungsfindung?
- Welchen Werten folgt unsere Gesellschaft?
- In welchem Ausmaß berücksichtigen wir kollektiv die uns gesellschaftlich wichtigen Werte, etwa im wirtschaftlichen oder politischen Handeln?
- Welche Werte braucht es, damit unsere Gesellschaft die Probleme und Krisen erfolgreich bewältigen kann?

Werte bekommen in diesem Buch ein eigenes Kapitel, weil wir einen Wertewandel benötigen! Ein Wertewandel ist einer der Zentralschlüssel für die vielen, vielen Türen zu einer sicheren, gesundheitsförderlichen Zukunft. Und er ist ganz wesentlich von uns allen, insbesondere auch den sprechenden Berufsgruppen, beeinflussbar.

Aktuell sind unsere gesellschaftlichen Normen, die uns im Alltag prägen, durch die jahrzehntelangen Einflüsse des Kapitalismus noch stark auf individuellen Wohlstand und einen ständigen Zugewinn an Profit ausgerichtet. Sie werden durch finanzstarkes Marketing untermauert und aufrechterhalten und finden ihr Abbild unter anderem in politischen Priorisierungen, Film und Fernsehen oder einem shiny-glossy Social Media-Leben.

Das, was wir brauchen, wäre aber eine viel stärkere Hinwendung zu Werten, die eh viele von uns in unterschiedlichem Ausmaß bereits teilen: Sicherheit (hier v. a. Gesundheit, Geborgenheit und Zusammenhalt in Gemeinschaften und nahen Beziehungen, soziale und nationale Stabilität), Gemeinsinn (Vertrautheit, Hilfsbereitschaft, geistige Ziele, Vergebung, Sinnfindung und Verantwortung) sowie den Blick aufs Ganze (Naturschutz, soziale Gerechtigkeit, Frieden, Kunst und Kultur, Gleichheit und Toleranz). Wie sieht ein Leben in einer solchen Kultur aus? Ist das vorstellbar?

Wir können auf jeden Fall üben, uns mit einer solchen Vorstellung vertraut zu machen, denn die Unabdingbarkeit eines solchen Wertewandels für eine erfolgreiche und gerechte sozial-ökologische Transformation bestätigt auch der Wissenschaftliche Beirat der Bundesregierung für Globale Umweltveränderungen (WBGU, 2011):

> Für das Gelingen einer Transformation in Richtung Nachhaltigkeit ist [...] eine ausreichende Verbreitung entsprechender Einstellungen und Präferenzen unabdingbare Voraussetzung. [...] [Die Transformation] muss im Einklang stehen mit Vorstellungen eines guten und gelungenen Lebens, die wiederum weit verbreitet und attraktiv sind. [...] Seit Beginn der Neuzeit haben sich [aber] auf individuelle Nutzenmaximierung ausgelegte Haltungen und Kalküle durchgesetzt. (S. 71)

Werte sind kulturell gebunden, wir lernen sie durch unsere Vorbilder, Kontakte und sozialen Normen über die ganze Lebensspanne automatisch mit und entwickeln sie weiter. Sie werden immer wieder aufs Neue (bestenfalls friedlich) ausgehandelt. Ein gesellschaftlicher Wertewandel legt nun also das Fundament dafür, dass Menschen nicht länger auf Egoismus und Konsum fixiert sind, sondern mehr auf das Gemeinwohl und die Umwelt achten. Er würde viele

Aspekte unseres Lebens verändern, von unserem Alltag bis hin zu politischen und wirtschaftlichen Strukturen: Wir würden bewusster konsumieren, statt ständig neue Dinge zu kaufen. Es ginge dabei dann auch weniger um Statussymbole oder den Drang, immer das Neuste zu besitzen, sondern viel mehr um nachhaltigen, bedürfnisorientierten Konsum. Unternehmen würden sich mehr an ethischen und ökologischen Prinzipien orientieren, würden mehr auf faire Löhne, umweltfreundliche Produktion und erneuerbare Energien setzen. Am Arbeitsplatz würde es verstärkt darum gehen, einen Beitrag für die Gemeinschaft zu leisten und sinnhafte Erfüllung zu finden (bei jüngeren Menschen ist das übrigens bereits heute mehr der Fall). Zusammenhalt und Mitgefühl würden an Bedeutung wachsen, soziale Ungleichheiten konsequenter bekämpft. Das Bildungssystem würde weniger auf Konkurrenz und Leistung ausgerichtet sein, sondern auf Zusammenarbeit, Kreativität und Verantwortung für sich und andere setzen. Eine einladende Zukunft, die hier möglich wird!

Das Streben nach Nachhaltigkeit in allen Lebensbereichen wird kulturübergreifend bereits grundsätzlich befürwortet und allmählich zum Mainstream. Es hat sich aber noch zu wenig in unser tägliches Handeln und unsere Entscheidungsfindung hineingefunden. Kein Wunder, denn es gibt auch noch breite Strömungen, die vor allem auf Mehrung und Verbreitung des finanziellen und materiellen Wohlstands setzen (WBGU, 2011).

In der praktischen, politischen Umsetzung kann sich ein erfolgreicher Wertewandel darin widerspiegeln, in welchem Ausmaß es gelingt, konkrete sozial-, umwelt- und klimapolitische Vorhaben auch wirklich in die Tat umzusetzen. Ein Beispiel aus der Klimapolitik: Insbesondere Solar- und Windenergie, aber auch größere Stromtrassen, benötigen mehr soziale Akzeptanz. Sie sind ein wesentlicher Teil der notwendigen Energiewende, doch ihre Implementierung und ganz konkrete Umsetzung kann bedeuten, dass kurzfristig höhere Kosten entstehen, die sich dann mittel- bis langfristig wieder amortisieren (z. B. im Bereich der Gebäudedämmung oder beim Umrüsten von Heizungen). Während der Legislaturperiode der Ampelregierung konnten wir auf vielfältige Weise beobachten, wie schwer eine politische Umsetzung dieser Vorhaben sein kann. Gerade Umrüstungen wie Wärmepumpen oder der Ausbau von Windenergie rufen regelhaft Protest hervor, obwohl die mittel- bis langfristigen Vorteile, übrigens auch für die psychische Gesundheit, wissenschaftlich klar benannt sind. Fossile Energien schaden unserer Gesundheit im großen Stil.

Psychologisch kann es unterschiedliche Gründe für die schwierige Umsetzung klimapolitischer Entscheidungen geben, etwa die mangelnde Langfristorientierung (sogenannter »present bias«) oder die Verlustaversion von uns Menschen. An dieser Stelle könnte Nudging helfen, also kleine Schubser in Richtung der erwünschten Verhaltensänderungen – und gleichzeitig im großen Stil eben auch der oben beschriebene Wertewandel. Dass derartige Neuerungen am Ende funktionieren können und schnell wieder zur Normalität werden, auch wenn es zunächst laute Proteste gegen sie gab, hat die Vergangenheit bereits verschiedentlich bewiesen, zum Beispiel bei den öffentlichen Rauchverboten, der Gurtpflicht oder der Schuldenbremse. Insbesondere wenn es uns sinnvoll und logisch erscheint, sind wir Menschen zu Selbstbeschränkungen durchaus in der Lage (WBGU, 2011).

Exkurs: Windenergie und NIMBY (»Not In My BackYard!«)

Regional haben bereits einige Menschen mit Bürgerinitiativen gegen den Bau von Windkraftwerken Bekanntschaft gemacht. Diese Initiativen argumentieren, dass Windparks dem Landschaftsbild ästhetisch schaden würden, Vögel durch die Rotorblätter sterben würden oder der verursachte Infraschall der Gesundheit der Anwohnenden schade.

Passend zum Thema, aber keineswegs immer deckungsgleich mit manifestem Windkraftgegnertum, beschreibt NIMBY das Phänomen einiger Menschen, dass Windenergie grundsätzlich befürwortet, im Nahbereich des eigenen Wohn- und Lebensbereichs dann aber doch wieder abgelehnt wird.

Wichtig zu wissen:

- Es gibt keine Gesundheitsgefahr durch Infraschall, auch wenn der Glaube, dass das so sein könnte, bei einigen wenigen für eine Symptombildung reicht.
- Katzen, Autoscheiben und Futtermangel durch klimawandel-

bedingte Wetterereignisse töten viel, viel mehr Vögel als Windkraft.

- Es gibt Akteure aus der Wirtschaft und Politik, die zur Windkraft intransparenten Lobbyismus betreiben. Hinter den scheinbar vielen Bürgerinitiativen stecken oft nur wenige und immer gleiche Funktionäre der Anti-Windkraftlobby, die bei diesen Initiativen als Pseudo-Sachverständige auftreten. Dafür gibt es den Begriff »Astroturfing« (abgeleitet von einem amerikanischen Kunstrasenhersteller namens AstroTurf): Der Kunstrasen wird hier als Metapher einer echten Graswurzelbewegung gegenübergestellt und soll die zugrunde liegende, verschwindend geringe Saat verdeutlichen. Das ist wichtig zu wissen, um nicht an falscher Stelle zu psychologisieren und Menschen fälschlich eine »egoistische Natur« zu bescheinigen (Redelfs, 2021; Quarks, 2024).

In Dänemark konnte die Akzeptanz für Windenergie beispielsweise dadurch deutlich gesteigert werden, dass Bürger*innen in hohem Maße an deren Besitz und Produktion finanziell beteiligt wurden. Auch in Deutschland zeigt sich, dass die Windkraft und damit unser aller Gesundheit profitiert, wenn die entsprechende Gemeinde und ihre Bürger*innen am Profit beteiligt werden (Suhari, 2016).

Von konkreten politischen Maßnahmen zurück zum »unabdingbaren« (siehe oben) Wertewandel und dessen Verknüpfung mit den Herausforderungen an unsere Berufsgruppen. Die oben beschriebenen Aussagen des WBGU finden sich zum Teil wieder in der noch jungen Stellungnahme des Ethikrats zur Klimaethik (2024). Sie sollen hier schließlich für Gesundheitsberufe, speziell Psychotherapie, konkretisiert werden. Doch schauen wir uns zunächst an, was der Ethikrat beiträgt. Es folgt eine Kurzzusammenfassung (wobei der Originaltext wirklich gut lesbar ist! Empfehlung!): Im Ethikrat sitzen 26 Expert*innen aus verschiedenen Wissenschaften wie Philosophie, Theologie, Rechtswissenschaften, Wirtschaft oder Medizin, die verschiedene Blickrichtungen widerspiegeln sollen und vom Bundestag für jeweils vier Jahre benannt werden. Ihre Aussagen sind wichtig, da sie Politik und Gesellschaft helfen können, sich eine Meinung zu schwierigen, komplexen Themen zu bilden (z. B. Sterbehilfe oder Organspende), um so bestenfalls zu Lösungen zu finden, die für möglichst viele Menschen fair und gerecht sind.

In seiner Stellungnahme zur Klimaethik werden zunächst die Probleme beschrieben, mit denen wir es in diesem Feld zu tun haben (Ethikrat, 2024). Dazu zählen:

- die Bevorzugung der Gegenwart in Wahrnehmung und Handeln (aber die heute lebenden Menschen sind von der Klimakrise noch weniger betroffen als die der Zukunft),
- kollektive Strukturen (fördern Verantwortungsdiffusion und Trittbrettfahrer*innen, die die eigenen Maßnahmen hinauszögern wollen, um von den Vorleistungen anderer zu profitieren),
- Zeit (vorausschauendes, vorsorgendes, folgenorientiertes Denken ist erforderlich).

Dann werden die zugrunde liegenden Prinzipien beschrieben, die in der Klimadebatte berücksichtigt werden müssen:

- Gleichheitsprinzip (auch zukünftige Generationen haben die gleichen Rechte wie wir heute),
- Verursacherprinzip (wer Schuld hat, muss mehr beitragen),
- Nutznießerprinzip (wer besonders profitiert hat, muss die Schäden stärker kompensieren),
- Leistungsfähigkeitsprinzip (wer mehr beitragen kann – z. B. finanziell – sollte das auch tun).

Aus dieser Analyse folgen dann die Schlussfolgerungen der Expert*innengruppe bezüglich der Frage, wie Individuen und verschiedene gesellschaftliche Gruppen sich an der großen gesellschaftlichen Gestaltungsaufgabe hin zur Nachhaltigkeit beteiligen sollten. Dabei wird schlussendlich festgehalten: Alle haben Verantwortung (somit auch die Psy.-Berufe), denn die Verantwortungsdiffusion wird durchschaut und eine klare Problemdiagnose und ausreichende Handlungsmöglichkeiten liegen vor. Klimaschutz ist zudem konkreter Gesundheitsschutz.

Bei den Handlungsmöglichkeiten stellt der Ethikrat fest: »Die einseitige oder gar ausschließliche Zuschreibung der Klimaverantwortung auf Individuen ist […] sachlich unangemessen und inakzeptabel«

(S. 86). Die Verantwortung bezieht sich zwar durchaus auch auf den privaten Konsum – als individuelle Gewissensentscheidung – aber vor allem auf politische Partizipation und die aktive Mitwirkung an der demokratischen Meinungsbildung. Dafür braucht es informierte und reflektierte Kommunikation (eine Kernkompetenz der Psy.-Berufe) und das Anerkennen der Tatsache, dass Klimaschutz Auswirkungen auf Lebensstil, Gewohnheiten und Besitz hat und somit Abwehr und Widerstand provoziert (Ethikrat, 2024).

Die theoretischen Grundlagen und ihr wissenschaftliches Fundament sind bis hierhin hoffentlich etwas deutlicher geworden. Aber was sind nun die rollenspezifischen Verantwortungsbereiche der Psy.-Berufe? Dass wir als Teil eines elementaren Gesundheitsschutzes und angesichts der übergreifenden globalen Probleme (die hier fokussierte Klimakrise ist nur eins davon) über das reine Behandlungssetting hinaus und auch in die Zivilgesellschaft hinein wirksam werden sollten, hat der Ethikrat verständlich dargestellt. Schließlich existieren wir alle nicht nur in unserer beruflichen Identität, sondern auch als ganz normaler, oft sehr privilegierter Mensch. Wie lassen sich die Empfehlungen des WBGU und des Ethikrats also nun in unser berufliches Verständnis integrieren?

»Sustainability as a New Base« (deutsch: Nachhaltigkeit als neue Grundlage) ist der erste Punkt in der Auflistung der European Federation of Psychologists' Associations (EFPA). Sie beschreiben in einem Grundsatzpapier die Rolle der Psychologie in der sozial-ökologischen Transformation (EFPA, 2023) – kurz wurde es hier bereits im Kapitel vier im Zusammenhang mit dem (erforderlichen) intentionalen Verhalten vorgestellt. Vieles ihrer Darstellung passt mit den Vorschlägen des Ethikrats und des WBGU hervorragend zusammen und ist auf sämtliche sprechende Gesundheitsberufe gut übertragbar.

Dem Grundsatzpapier zufolge geht es auch für unsere Berufsgruppen heute darum, die materialistische Sicht auf Erfolg und Glück zu überwinden, und anzuerkennen, dass Wohlbefinden durch umweltfreundliches und weniger konsumorientiertes Verhalten zu gewährleisten ist. Dafür sei eine signifikante psychologische und kulturelle Anpassung nötig, weg von der Konsumorientierung hin zu nachhaltigen Lebensstilen (EFPA, 2023). Zack, hier könnte man jetzt in der sogenannten »Verzichtsdebatte« landen … Jessica Meininger, die Psychotherapeutin, die uns schon im Dooming- und Sunshine-Kapitel begegnet ist, macht jedoch deutlich, warum dieser Fokus in der gesellschaftlichen Debatte nicht hilfreich ist:

> Unser »fortschrittlicher« Lebenswandel geht nicht, wir müssen vom hohen Ross runter, Punkt. Das Wort Verzicht stimmt da gar nicht, denn das ist kein Verzicht. Verzichten bedeutet, etwas nicht zu nehmen, das mir eigentlich zusteht. Wir leben aber auf eine Weise, die uns nicht zusteht. Sondern die wir auf dem Rücken anderer ausleben, obwohl sie uns nicht zusteht. Es ist also kein Verzicht, sondern das Annehmen des uns Zustehenden. Ein sich wieder Einfangen in das Normalmaß, aus einem völlig absurden Höhenflug. Das ist nur auch nicht leicht zu vermitteln (und sich selbst einzugestehen). Aber dieser Weg würde vielleicht letztlich auch zu einer Art Befreiung führen – aus Konkurrenz- und Strukturzwängen zum Beispiel (Diskussionsgruppe der Psy4F am 21.07.2024).

Zurück zur Frage, was der hier dargestellte Wertewandel für Psy.-Berufe bedeutet. In ihrem Buch »Klimaresilienz« beschreibt Meike Pudlatz (2023) den zugrunde liegenden Paradigmenwechsel, den auch unsere Berufsgruppen aktiv mitgestalten können, konkreter (vgl. auch Scheidler, 2021). Auch hier wird die Notwendigkeit einer Öffnung der Berufsbilder hin zu mehr gesellschaftlichem Mitgestalten deutlich. Sie benennt dabei unter anderem die folgenden Weiterentwicklungen inklusive ihrer Handlungsrelevanz für Psy.-Berufe:

- vom Konkurrenzdenken zu Kooperation und Vernetzung,
- von der Hoffnung auf einen Masterplan und einer hinnehmenden, passiven Grundhaltung zum Vertrauen in die Fähigkeit der Selbstorganisation und zum kreativen Mitgestalten,
- von der Annahme von Hierarchie als vorherrschendem Naturgesetz zum Erkennen des Werts von Vielfalt und Kooperation,
- von der Pathogenese und Heilbehandlung zu Salutogenese, Prävention und Resilienz,
- von der Missachtung der Innenwelten zur Achtung von Gefühlen, Inspiration und Intuition,
- von patriarchalen, weißen (Macht-)Strukturen zu echter Gleichwürdigkeit,
- von der Leistungsgesellschaft zur Kooperationsgesellschaft.

Die Eingangsfrage nach dem Land, in dem wir leben wollen, galt als Einladung, sich mit den eigenen Zielen, Werten und Vorstellungen auseinanderzusetzen. Wenn wir als Psy.-Berufe den Wandel zu einer nachhaltigen, modernen und gerechten Gesellschaft mitgestalten möchten, ist es sinnvoll, die Werte zu reflektieren, die uns durch unseren Berufs- und Lebensalltag begleiten. Wie können wir auf dieser Grundlage einen Wandel verkörpern, mitgestalten und weitertragen? Wenn dies gelingt, würde das ohne jede Übertreibung unser gesellschaftliches Miteinander tiefgreifend verändern (Otto et al., 2020; WBGU, 2011).

11 (Psychische) Gesundheit im Wandel – nachhaltige Gesundheitsförderung braucht mehr Prävention

Was brauchen wir für mehr Gesundheit, vor allem mehr psychische Gesundheit? Was wäre ein mögliches Ziel? Prof. Dr. Julian Schmitz:

Eine Umwelt schaffen, die schon so gut und förderlich ist, dass es kaum mehr Belastungen gibt, für die man Resilienz fördern müsste – das sollte eigentlich das Ziel sein. Dass ich ein funktionierendes Familiensystem habe, ein kompetenzförderndes Schulsystem, liebevolle Eltern, gute Freundschaften. Dass ich so die Rahmenbedingungen schaffe und Resilienz dann gar nicht mehr im Hauptfokus steht, sondern das Bilden von förderlichen Strukturen und Netzwerken und einem Drumherum. Das ist die Utopie.

Wir wissen, dass es dann immer noch die gibt, die ein genetisches Risiko haben und denen etwas Blödes passiert. Aber im Moment sind wir auf der Ebene, dass wir sagen, da wird jemand psychisch krank, wie können wir dem helfen? Und eigentlich müssen wir die Umstände so bauen, dass es uns allen möglichst gut geht, dass möglichst wenig krank werden und belastet sind. Wir müssen vor die Welle kommen.

In einer Welt, die sich in rasantem Wandel befindet und deren soziale und ökologische Bedingungen oft tiefgreifende Auswirkungen auf Gesundheit und Wohlbefinden haben, ist die Frage nach psychischem Gesundheitsschutz drängend und komplex. Saubere Luft, sichere Wohnverhältnisse, soziale Gerechtigkeit und Teilhabe … – man weiß gar nicht, wo man anfangen soll. Oder positiv formuliert: Für alle Kolleg*innen sind sinnvolle Möglichkeiten für eigenes Engagement reichlich gegeben. Denn wie in den vorangegangenen Kapiteln dargestellt: Als Fachkräfte für psychische Gesundheit tragen wir nicht nur unmittelbare Verantwortung für das Wohlbefinden unserer Patient*innen, sondern sind auch wichtige Akteur*innen in der Frage, wie wir eine gesunde, gerechte und lebenswerte Welt mitgestalten können.

Wie sich dieses Vorhaben auf einer gesellschaftlichen Ebene in konkretes Handeln übersetzen lässt, wird in Kapitel zwölf vertieft dargestellt. Hier soll zunächst ein Blick auf die Bedeutung psychischen Wohlbefindens und das Potenzial der sprechenden Medizin im Gesundheitssystem der Zukunft geworfen werden.

Aufwertung von Prävention

Die Behandlung psychischer Erkrankungen hat in den vergangenen Jahrzehnten enorme Fortschritte gemacht, doch gleichzeitig zeigen spätestens die globalen, gesellschaftlichen, technischen und ökologischen Entwicklungen, dass eine symptomorientierte Krankenbehandlung nicht ausreicht, um langfristig eine gesunde, krisenresiliente Gesellschaft zu sichern. Durch die schnellen, oft konfliktreichen äußeren Veränderungen, Extremwetterereignisse und ihre indirekten Folgen entstehen psychische Belastungen, die wir als Psy.-Berufe in ihrer Masse nicht »wegtherapieren« können, zumal das Versorgungssystem schon heute längst nicht allen Betroffenen zugänglich ist. Wie können wir über die klassischen Symptombehandlungen hinausdenken und neue Wege finden, um bestenfalls bereits die Entstehung psychischer Leiden zu verhindern? Oder wie Prof. Dr. Silvia Schneider es im Interview mit mir formuliert:

> Es kann nicht sein, dass Leute sechs bis acht Monate auf Psychotherapie warten. Wir müssen viel pragmatischer in die Versorgung reingehen und müssen viel mehr das Thema Gesundheitsförderung angehen.

Ein zentraler Aspekt ist die Aufwertung von Prävention und damit der bewusste Einbezug der Lebenswelten und Rahmenbedingungen, in denen wir uns als Menschen aufhalten. Dabei spielen Lebensstilfragen wie Bewegung, Ernährung, Naturerfahrungen, soziale Kontakte und Stressbewältigung eine unterschätzte Rolle – und die Frage, wie ein psychisch gesunderhaltender Alltag in möglichst allen Bereichen der Gesellschaft etabliert werden kann. Um der absehbar hohen Krankheitslast gerecht zu werden, ist es natürlich gleichzeitig wichtig, die bestehenden psychologischen, psychotherapeutischen und psychiatrischen Institutionen zu schützen und krisen- und diskriminierungssensibel weiterzuentwickeln. Hier wird der Bereich der Notfallpsychologie, etwa nach Extremwetterereignissen oder sonstigen Krisen, an Bedeutung gewinnen. Aus-, Fort- und Weiterbildung, Qualitätszirkel, Inter- und Supervisionsgruppen können diese Prozesse mittels kreativer Arbeit, Ideenaustauschs und gemeinschaftlichen Handelns unterstützen. Sie können zudem psychologisches und psychotherapeutisches Wissen in die Gestaltung der gesellschaftlichen Rahmenbedingungen einbringen. Dabei braucht es die Vielfalt: Was für eine Region oder Bevölkerungsgruppe passt, muss noch lange nicht für eine andere passen.

Selbstreflexion:

- In welchen Gruppen hältst du dich in deinem Alltag auf oder betrachtest dich als zugehörig?
- Wie nimmst du den Umgang untereinander in dieser Gemeinschaft wahr? Wie wird miteinander kommuniziert oder wie wird mit Diskriminierung, Macht, Gefühlen oder Konflikten umgegangen?
- Wodurch wird in diesen Gruppen psychische Gesundheit eher gefördert, wodurch eher gefährdet? Wie ließe sich in diesem Setting psychischer Gesundheitsschutz konkret umsetzen?

Ein praktisches Beispiel für ein derartiges präventives Projekt, in dem psychischer Gesundheitsschutz für eine besonders benachteiligte Gruppe von Menschen bereits umgesetzt wird, ist das Netzwerk »Urban Mental Health«. Ein Zusammenschluss von Menschen aus Wissenschaft, Politik, Psychologie und Psychotherapie hat es sich hier zum Ziel gesetzt, die psychische Gesundheit von Kindern und Jugendlichen im Bochumer Stadtteil Wattenscheid zu verbessern. Zu diesem Zweck werden interdisziplinäre Vernetzungen ausgebaut und in der Zusammenarbeit etabliert, Schulungen von pädagogischen Fachkräften vor Ort durchgeführt und Schulen in Wattenscheid einbezogen, um deren ganz eigene Bedürfnisse in das Projekt zu integrieren (RUB, 2024).

»Urban Mental Health« ist ein klassisches gemeindepsychologisches Projekt, das einen Weg aufzeigt, wie in den kommenden

Jahren dem besonderen Bedarf an Prävention nachgekommen werden kann: Durch interdisziplinäres Reflektieren der Lebenswelten in der eigenen Gemeinde, im Dorf oder im Stadtteil, um psychische Gefährdungen zu reduzieren, Anlaufstellen zu schaffen und emotionale Kompetenzen sowie psychische Gesundheit zu fördern. Ähnliche Projekte lassen sich in Unternehmen und Betrieben umsetzen, die per se an der Gesundheit ihrer Mitarbeitenden interessiert sind. Die an der Entwicklung und Umsetzung beteiligte Professorin Silvia Schneider sieht als einen Effekt ihres Projekts auch die erfolgreiche Ausweitung des engen Psychotherapieberufs durch die Anpassung an eine ganz konkrete Lebenswelt. Sie ergänzt:

Unser Urban Mental Health-Projekt läuft richtig gut. Das Wichtigste, was wir dabei gelernt haben: Die Umsetzung muss partizipativ sein. Man muss hingehen, den Menschen in den Institutionen erstmal nur zuhören und Geduld haben: Motivational Interviewing, statt einfach nur etwas auszurollen bei denen, die eh interessiert sind. Dreiwöchige Schulinterventionen reichen da nicht, sondern es sind komplexe und langfristige Public Health-Interventionen. So etwas kommt im Psychologie- und Psychotherapie-Curriculum bisher noch gar nicht vor, aber wir können das nicht immer nur an andere Berufsgruppen abgeben.

Zur Sicherstellung der Versorgung psychisch erkrankter Menschen braucht es zukünftig viele verschiedene innovative Konzepte, zu denen weitere Bausteine gehören können, zum Beispiel:

- die Nutzung digitaler Medien und KI-Angebote,
- flexible, indikationsbezogene Behandlungsmodelle,
- niedrigschwellige, gegebenenfalls auch störungsspezifische Sprechstunden und Kurzinterventionen,
- Einzel-, Paar und Familienbehandlungen auch im häuslichen Setting,
- interdisziplinäre Zusammenarbeit (bestenfalls vergütet),
- eine Ausweitung der ambulanten und teilstationären Versorgungsangebote, um das stationäre Setting zu entlasten (aktuell sind die Wartezeiten auf einen stationären Therapieplatz oft deutlich kürzer als auf einen ambulanten!),
- interdisziplinäre Behandlungszentren, die die Angebote miteinander verbinden,

- Ernährungs-, Bewegungs-, Natur- und Kontaktangebote (enorme präventive Wirkung!).

Der Einbezug von KI-Angeboten und digitaler Medien ist zeitgemäß. Ein Ausblenden der damit verbundenen Möglichkeiten kommt der Überlegung gleich, sich gegen die Arbeit mit dem Internet zu entscheiden. Es ist lebensweltnah, orts- und zeitunabhängig und niedrigschwellig. KI umgeht Wartezeiten und durch die Anonymität auch Stigmatisierungen. Gleichzeitig braucht sie unsere inhaltliche und ethische Kontrolle sowie die Gewährleistung von sorgfältigem Datenschutz und Qualitätssicherung (vgl. Zagorscak u. Knaevelsrud, 2019). Prof. Dr. Gerhard Reese macht noch auf einen weiteren zukünftigen Aspekt an der Schnittstelle Digitalisierung/KI und psychische Gesundheit aufmerksam. Er sagt:

> Wenn Digitalisierung und Automatisierung dazu führen würden, dass viele Menschen weniger arbeiten müssten und sich entsprechend ihrer Neigungen entfalten könnten, dann wäre viel Potenzial für Resonanz-Erfahrungen (im Sinne Hartmut Rosas) und es würde den meisten Menschen mental besser gehen. Unser Berufsstand würde dann viel mehr auf wirklich schwierige Fälle fokussieren und allen anderen Unterstützung bieten können, erlebnisreiche und sinnstiftende Lebenswege einzuschlagen.

Die Rolle der sprechenden Medizin bei der Behandlung somatischer Erkrankungen – welche Rolle hat sie im Gesundheitswesen der Zukunft?

Dr. Sebastian Karl: Hoffentlich eine große. Ich hoffe ja, dass sich die Erkenntnis, dass Zuwendung eine maßgebliche Rolle für den Erfolg von Gesundheitsförderung, Prävention und Behandlung spielt, in allen Bereichen der Medizin durchsetzt.

Dr. Anne Hübner: Die sprechende Medizin im Gesundheitssystem der Zukunft sollte einen viel größeren Stellenwert innerhalb der Prävention einnehmen. Indem gesamtgesellschaftlich die Zusammenhänge von Resilienz und aktivem Lebensstil vermittelt werden (aktiv im Sinne von Bewegung *und* gesellschaftlichem Engagement), haben Menschen wieder zunehmend das Gefühl »Herr der Lage« zu werden und den Transformationsprozess aktiv mitgestalten zu können.

Der Global Risk Report des World Economic Forum (2024) macht deutlich: Während wir uns in dieser Zeit oft über Teuerung, Fake News, bewaffnete Konflikte und gesellschaftliche Polarisierung sorgen, werden auf der Zehn-Jahres-Achse die ökologischen Krisen mehr und mehr in den Vordergrund drängen. Sie spitzen sich in ihrer Brisanz und ihren zerstörerischen Folgen zu und drohen, irreversible Kipppunkte zu überschreiten. Ein zukunftsfähiges, resilientes Gesundheitssystem darf daher die Implikationen und Handlungsnotwendigkeiten, die sich aus den ökologischen Krisen ergeben, nicht ausblenden. Dekarbonisierung und eine nachhaltige Ausrichtung sämtlicher medizinischer Fachdisziplinen sind das Gebot der Stunde – schon allein, um nicht durch das eigene Handeln weitere negative Gesundheitsfolgen direkt oder indirekt zu verursachen (KLUG, 2024; HCWH, 2019).

Wer sich mit Planetary Health, das heißt den Wechselwirkungen zwischen ökologischen Krisen und Gesundheit, beschäftigt, läuft früher oder später den immergleichen Zusammenhängen über den Weg. Vereinfacht stellen sich diese in etwa so dar:

1. Die ökologischen Krisen schädigen die psychische und somatische Gesundheit. Die Krankheitslast nimmt durch das Voranschreiten der ökologischen Krisen in fast allen medizinischen Fachrichtungen zu.
2. Die medikamentöse und operative Behandlung, vor allem bei stationären Aufenthalten, ist in vielfacher Hinsicht emissionsträchtig und umweltschädlich.
3. Ernährung, Bewegung, Natur und sprechende Medizin sind umweltverträglich und praktisch emissionsfrei, bei entsprechender Umsetzung in hohem Maße präventiv wirksam, können Symptome abmildern und die Notwendigkeit weiterer medizinischer Behandlungen verhindern (vgl. Traidl-Hoffmann, 2021; HCWH, 2019).

Die doppelte Herausforderung des Gesundheitssystems wird es daher zukünftig sein, einerseits der wachsenden Krankheitslast gerecht zu werden, andererseits gleichzeitig die eigenen Emissionen und Umweltbelastungen zu reduzieren. In einem nachhaltigen Gesundheitswesen wird Prävention eine wesentliche Rolle spielen und auch im Zusammenschluss mit der somatischen Medizin ungewohnt stark in den Fokus der Psy.-Berufe rücken. Das übergeordnete Ziel ist es, Krankheiten gar nicht erst entstehen zu lassen, sie früh zu erkennen und schwere Verläufe zu verhindern. Dies ist zum Beispiel durch eine gesunde, möglichst pflanzenbasierte Ernährung, durch ausreichend Bewegung, Naturerfahrungen oder durch eine Einflussnahme auf die äußeren Rahmenbedingungen möglich. Im Hinblick auf körperliche Leiden ist zudem menschliche Zuwendung präventiv und kurativ wirkungsvoll (siehe bio*psychosozial*ökologisches Krankheitsmodell) – und dazu gehört die sprechende Medizin mit Hilfe von Zeit, Gesprächen, Beratung oder Psychotherapie. Sie kann potenziell krankmachende Lebensstilfaktoren wie Stress, Unsicherheit oder soziale Isolation adressieren und gegebenenfalls unter fortlaufender Begleitung reduzieren.

Konkretisieren wir dies am Beispiel Sodbrennen, also dem weit verbreiteten Rückfluss von Magensäure in die Speiseröhre. Bekanntermaßen wird Sodbrennen durch Faktoren wie ungesunde Ernährung, Stress und Bewegungsmangel begünstigt (Schmidt, 2021). Eine medizinische Behandlung durch Säureblocker schafft in der Regel kurzfristig Abhilfe, doch bleiben die Beschwerden oft bestehen, solange die zugrunde liegenden Lebensstilfragen unbehandelt bleiben. Diese zu adressieren, die Patient*innen hinsichtlich der auslösenden Faktoren zu beraten und Veränderungsprozesse zu begleiten, könnten etwa Gesundheits- und Krankenpflege, andere Therapieberufe und in komplexeren Fällen auch Psy.-Berufe in Zusammenarbeit mit den Hausärzt*innen oder Gastroenterolog*innen übernehmen. Auf diese Weise kann weiteren Erkrankungen und Folgeschäden durch Chronifizierungen (z. B. Speiseröhrenentzündungen und -krebs) vorgebeugt werden (Schmidt, 2021). Das medizinische Versorgungssystem für diese schwereren Verläufe würde entlastet, und zugleich das Leid von Patient*innen verringert, bestenfalls bevor »das Kind in den Brunnen gefallen« und die Erkrankung weit fortgeschritten ist. Potenziell krankmachende Lebensstile ernst zu nehmen, würde zudem auf diese Weise mehr zur gesellschaftlichen Norm.

Ein weiteres Beispiel sind Herz-Kreislauf-Erkrankungen wie Bluthochdruck oder koronare Herzerkrankungen, die in der deutschen Bevölkerung weit verbreitet sind, durch bestimmte Lebensstilfaktoren begünstigt werden und sogar eine Haupt-Todesursache der deutschen Bevölkerung darstellen. Zu den Risikofaktoren für Herz-Kreislauf-Erkrankungen zählen mitunter eine ungesunde Ernährung, Bewegungsmangel, Rauchen, Alkoholkonsum, chronischer Stress und Schlafmangel. Würden Menschen fortlaufend und konkret darin unterstützt, sich gesund zu ernähren, sich regelmäßig zu bewegen, den Konsum von Alkohol und Zigaretten zu reduzieren und Stress abzubauen, ließe sich das Risiko für Bluthochdruck und koronare Herzerkrankungen erheblich reduzieren und das allgemeine Wohlbefinden auch hinsichtlich psychischer Gesundheit deutlich verbessern (Deutsche Herzstiftung, undatiert).

Dieses an den Beispielen von Sodbrennen und Herz-Kreislauf-Erkrankungen dargestellte Vorgehen lässt sich auf fast alle somatischen Beschwerden und Erkrankungen ausweiten. Es stellt eine grundsätzlich machbare, Kosten einsparende und Lebensqualität verbessernde Möglichkeit dar, wie psychische und körperliche Gesundheit gefördert und zugleich Emissionen reduziert werden können, die im Gesundheitssektor vor allem aus Folgebehandlungen wie Medikation, Krankenhausaufenthalten und operativen Eingriffen entstehen. Denn diesen Überlegungen zugrunde liegend ist klar: Das Gesundheitssystem muss klimaneutral werden, diesbezüglich besteht dringender Handlungsbedarf.

Eine Voraussetzung, um diese Möglichkeiten Schritt für Schritt umzusetzen, ist, dass viele Menschen in Psy.-Berufen ihr berufliches Selbstverständnis über die Behandlung psychischer Erkrankungen hinaus ausweiten. Eine weitere Voraussetzung ist, dass sich die somatische Medizin für die Konzepte, Arbeitsweise und Behandlungstechniken der Psychologie und Psychotherapie weiter öffnet, beispielsweise indem standardmäßig eine Zusatzqualifikation in psychosomatischer Grundversorgung in die fachmedizinischen Weiterbildungen aufgenommen wird (Dohm, Saha, Fronhoff u. Gieler, 2024a). Psy.-Berufe können eine wichtige Funktion im Gesundheitswesen der Zukunft übernehmen, indem sie das Bewusstsein für die Notwendigkeit präventiver Maßnahmen stärken und sich aktiv auch in die Vorsorge körperlicher Leiden einbringen. Die Deutsche Gesellschaft für Psychiatrie und Psychotherapie, Psychosomatik und Nervenheilkunde e.V. (DGPPN, 2022) hat damit im Rahmen ihrer »Berliner Erklärung« bereits angefangen. Sie schreibt: »Wir rufen die politischen Entscheidungsträgerinnen und Entscheidungsträger auf: Priorisieren Sie Prävention psychischer Erkrankungen und Gesundheitsförderung in allen Bereichen – auch außerhalb des Gesundheitssektors. [...] Entwickeln Sie eine Strategie für ein klimaneutrales Gesundheits- und Forschungswesen in Deutschland« (S. 1).

Eine wesentliche Herausforderung, um eine solche Transformation in die Tat umzusetzen, ist die auch hinsichtlich der somatischen Erkrankungen in der Regel nicht ausreichende oder nicht vorhandene Finanzierung von Projekten mit Präventionsfokus. Die gesetzlichen Krankenversicherungen verfügen zwar über einen Präventionsauftrag und kommen diesem etwa im Rahmen von Projekten auch nach (z. B. BARMER, 2024; https://bluemarblehealth.de), ringen jedoch selbst mit der Zuständigkeit oder lehnen sie mit Verweis auf ihr ureigenes Ziel, die Finanzierung von Krankenbehandlungen, ab. Das Aufzeigen gesundheitsökonomischer Zusammenhänge, welche Kosten sich durch gezielte Präventionsarbeit einsparen ließen, zusammen mit fortlaufendem politischem Engagement, sind vermutlich erforderlich, um hier zukünftig im Sinne der Nachhaltigkeit weitere Investitionen zu ermöglichen. Dr. Susanne Saha sagt:

Die sprechende Medizin steht vor einem Paradigmenwechsel, der ihre Rolle und Bedeutung im Gesundheitswesen grundlegend erweitern könnte. Traditionell fokussiert auf die Behandlung psychischer Erkrankungen und die Berücksichtigung psychosomatischer Wechselwirkungen, zeichnet sich nun eine Entwicklung hin zu einem umfassenderen, biopsychosozialökologischen Ansatz ab. In diesem erweiterten Verständnis fungiert die sprechende Medizin als Mediator zwischen Menschen und Umwelt, indem sie das Bewusstsein für die untrennbare Verbindung zwischen individueller und planetarer Gesundheit schärft. Sie vermittelt nicht nur die gesundheitlichen Auswirkungen von Umweltfaktoren, sondern fördert auch aktiv Verhaltensänderungen und Resilienz angesichts ökologischer Herausforderungen. Damit nimmt sie eine Schlüsselrolle in der gesellschaftlichen Transformation ein, indem sie den sozialen und nachhaltigen Aspekt der Gesundheitsversorgung in den Vordergrund rückt. Diese erweiterte Perspektive der sprechenden Medizin könnte entscheidend dazu beitragen, die komplexen gesundheitlichen, sozialen und ökologischen Herausforderungen unserer Zeit ganzheitlich anzugehen und somit den Weg für eine nachhaltigere und gesündere Zukunft der Gesellschaft zu ebnen.

Was fördert gesellschaftlich psychische Gesundheit?

Psychische Gesundheit wird von diversen sozialen, gesellschaftlichen und ökologischen Faktoren beeinflusst. Wie kann unsere Kultur selbst dazu beitragen, psychisches Wohlbefinden zu fördern? Wie sähe unser Alltag aus in einer Gemeinschaft, die ihre Mitglieder dazu befähigt, Gefühle wahrzunehmen, Verantwortung zu übernehmen, Bindungen einzugehen, zu gestalten und konstruktiv miteinander zu kommunizieren? Prof. Dr. Julia Asbrand sieht in der Zuwendung durch Gespräche einen Schlüssel zu mehr Gesundheitsförderung:

Nicht nur für den Klimawandel, sondern für den Umgang mit Krisen allgemein müssen wir als Gesellschaft gut funktionieren und uns unterstützen. Dazu gehört eine funktionierende Kommunikation. Um psychische Belastung zu vermeiden oder den Umgang mit dieser zu verbessern, brauchen wir niedrigschwellige und allgegenwärtige Gesprächsangebote.

Prof. Dr. Silvia Schneider ergänzt: Für junge Menschen bin ich nicht so pessimistisch, dass sich da was tut. Bei denen wird psychischer Gesundheitsschutz überhaupt auch mal als Schutz wahrgenommen, den es zu fördern und zu bewahren gilt. Das muss selbstverständlich werden. Gesellschaften brauchen Pfadfinder, Turnvereine, überhaupt Gruppen, die Wertschätzung, Gemeinschaft, soziales Leben und Verbindungen fördern, statt Individualismus und schulischen Leistungsdruck.

Das eigene Eingebundensein in gute Gemeinschaften ist ein Schlüssel für psychische Gesundheit – erst recht, wenn in diesen Gruppen auf wertschätzende Weise diskutiert und mitgestaltet wird. Ein weiterer wesentlicher Faktor, der bei verschiedenen Expert*innen immer wieder als entscheidend für die sozial-ökologische Transformation genannt wird, und der voraussichtlich einen hohen Nutzen auch für die psychische Gesundheit mit sich bringt, ist die Entschleunigung. Oder noch schöner ausgedrückt: Zeitwohlstand (Kristof, 2020; WBGU, 2011).

Viele Menschen erleben ihren Alltag als beschleunigt, druckvoll, in hohem Tempo und finden nur wenige Möglichkeiten für Erholung und innere Ruhe. All diese Faktoren machen Stress und können schlechtestenfalls auch zu Schlafstörungen, depressiven Verstimmungen, Ängsten oder Burn-out-Symptomatiken führen (DGPPN, 2016). Entschleunigung bietet oft Entlastung und kann die Achtsamkeit gegenüber den eigenen Bedürfnissen wieder erhöhen. Das Konzept des Zeitwohlstands geht sogar noch einen Schritt weiter und beschreibt einen Zustand, in dem Menschen so viel freie Zeit haben, dass sie sie zur freien und selbstbestimmten Gestaltung ihres Lebens nutzen können (Mau, K., 2024). Eine wichtige Ressource für psychische Gesundheit und ein Zugewinn an Reflexionsräumen und Kontrolle über das eigene Leben! Die durch Zeitwohlstand entstehenden inneren und zeitlichen Räume sind auch wichtig für das Gelingen gesellschaftlicher Transformationsprozesse, wie Prof. Dr. Kora Kristof (2020) in ihren Publikationen beschreibt: Veränderungen brauchen Zeit. In einer lesenswerten Veröffentlichung im Auftrag des Umweltbundesamtes wird zudem auf die vielfältigen positiven Wirkungen einer Arbeitszeitverkürzung – beispielsweise in Form einer Vier-Tage-Woche – hingewiesen (Schumacher et al., 2019).

Zu Beginn dieses Kapitels hat Prof. Dr. Gerhard Reese bereits darauf hingewiesen, dass ein Zugewinn an Zeit auch mehr Resonanz-Erfahrungen im Sinne Hartmut Rosas ermöglichen würde. Der Soziologe Rosa meint damit ein anderes, in aller Regel auch entschleunigtes In-Beziehung-Gehen mit der Welt, in dem es um Resonanz statt Reichweite gehe, etwa um die Resonanz mit Kunst, Geschichte und Natur. Das derzeit vorherrschende hohe Tempo inklusive innovativer Errungenschaften brauche es seiner Ansicht nach nur, wenn etwas wirklich nötig ist, wie Impfstoffe finden beispielsweise (im Gegensatz zu: noch mehr Autos verkaufen). Für die Abkehr von der erzwungenen Dauersteigerung schlägt er ein bedingungsloses Grundeinkommen und eine globale Erbschaftssteuer vor, um unsere Lebensqualität zu halten (Helmholtz Zentrum für Umweltforschung, undatiert).

Selbstreflexion:

- Wie viel Zeit hast du für dich selbst zur Verfügung und wie viel Zeit hättest du gerne?
- Hast du in deinem Leben schon einmal echte Entschleunigung erfahren?
- Wie würdest du mit Zeitwohlstand umgehen, wenn du darüber verfügen könntest?

12 Gemeinschaften der Zukunft – im Wandel vereint die psychische Gesundheit fördern

Aylin, 34 Jahre alt, leidet wie circa 300 weitere Menschen in Deutschland am Stiff-Person-Syndrom (SPS), einer seltenen neurologischen Erkrankung, die zu Muskelkrämpfen und Versteifungen führt und ihre Beweglichkeit erheblich einschränkt. Aus Angst vor Überforderung oder Stürzen traut sie sich nur noch selten allein aus dem Haus. Außer zu ihrer Familie hat sie zu wenigen Menschen Kontakt. Wenn sie Unbekannten begegnet, fühlt sie sich aufgrund ihrer körperlichen Einschränkungen beobachtet und unter Druck, sich zu erklären.

Durch eine spezialisierte KI-gestützte digitale Plattform mit einer integrierten Online-Selbsthilfegruppe wird Aylin mit anderen SPS-Patient*innen verbunden. Im Kontakt erfährt sie, wie diese mit akuten Verkrampfungen umgehen und bekommt Hinweise zu Übungen, Medikamenten und auf ihre Beschwerden spezialisierte Behandlungen. Hinzu kommt: Durch den regelmäßigen Austausch fühlt Aylin sich weniger isoliert – sie genießt die Gemeinschaft, die ihre Probleme versteht und findet neue Freund*innen. Ihre Lebensqualität verbessert sich und psychisch fühlt sie sich mutiger und gestärkter.

Menschen mit seltenen Erkrankungen fühlen sich oft einsam, aus der Gesellschaft ausgeschlossen und unverstanden. Es ist für sie durch die sozialen Medien in den vergangenen Jahren schon viel leichter geworden, andere Betroffene zu finden, kennenzulernen und sich mit ihnen auszutauschen. Auf ähnliche Weise wie in Aylins Fall bilden sich heute Subgruppen zu diversen Themen, die Menschen miteinander verbinden: Zwillingseltern, Fan-Communities, Asexuelle und vieles mehr. Aus digitalen Angeboten entstehen Online-Communities, die sich in der echten, analogen Welt fortsetzen, die Informationen und Ressourcen vermitteln, und aus denen wunderbare Freundschaften und Projekte entstehen können. Auch die Psychologists/Psychotherapists for Future (Psy4F) sind vorwiegend digital vernetzt und zu fast allen an diesem Buch Beteiligten (siehe Personenverzeichnis) habe ich überwiegend digital Kontakt.

Es werden digitale Anwendungen und KI sein, die in Zeiten globaler Krisen, neben allen mit ihnen verbundenen Gefahren, bestenfalls Menschen für eine gemeinsame Sache miteinander vernetzen und ihre psychische Gesundheit fördern. Beide können uns dabei unterstützen, personalisierte Verbindungen – basierend auf den jeweiligen Bedürfnissen und Interessen – herzustellen und uns fremdsprachenübergreifend konstruktiv zu moderieren. KI kann psychologische Diagnostik durch Techniken wie Stimmungsanalysen vornehmen und beispielsweise bei Ängsten und Belastungen gezielt passende Gesprächspartner*innen oder Selbsthilfegruppen vorschlagen, die mitunter auch als Chatbots oder virtuelle Berater*innen empathisch rund um die Uhr zur Verfügung stehen. Gemeinschaften der Zukunft sind ohne fortlaufende komplexe äußere Konflikte und ohne einen erheblichen Einfluss technologischer Errungenschaften kaum mehr denkbar.

Doch einen Schritt zurück zu dem, was nötig ist: Unter »held*innenhaftem Verhalten« versteht man in der Psychologie das Hinnehmen von Unannehmlichkeiten für einen höheren Zweck. Ohne Zweifel ist es auch held*innenhaftes Verhalten, sich mit den komplexen globalen Krisen unserer Zeit zu beschäftigen, denn das kann besonders zu Beginn psychisch enorm herausfordernd sein (danke, dass du dieses Buch liest!). Wir stoßen dabei auf unangenehme Tatsachen, die wir selbst in der Vergangenheit eher verdrängt oder uns fälschlich an sie gewöhnt hatten, um uns emotional zu schützen. Vielleicht sind einige der Krisen in unserem Umfeld auch bereits zu Konfliktthemen geworden, oder wir sind in Sorge, dass die Gesellschaft sich in scheinbar miteinander unvereinbare Lager aufspaltet, die nicht mehr gut kommunizieren können. Statt sich auf Ideologien, Feindbilder oder starre Überzeugungen zu fokussieren und damit selbst den Fokus eher auf ein Gegeneinander als auf ein Miteinander zu legen, haben sehr viele Menschen die reale Möglichkeit, sich selbst auf einen potenziell lebenslangen Weg ins gesellschaftliche Engagement zu begeben. Gemeinschaften der Zukunft brauchen viele berührbare und zuhörende Menschen, die zu guten Ideen und schließlich ins intentionale, transformatorische Handeln finden. Gemeinschaftlich erreichen wir fairere, größere und wirksamere Veränderungen, gestalten neue soziale Normen und leben und entwickeln die Demokratie (EFPA, 2023;

Peter u. Nießen, 2022; WBGU, 2011). Auf diese Weise fördern wir gleichzeitig psychische Gesundheit und Resilienz – ein riesengroßer Co-Benefit! Angelehnt an das Beispiel von Aylin zu Beginn dieses Kapitels könnte man sagen: Wir sind alle gemeinsam Betroffene der globalen Krisen und können uns zu vielen verschiedenen »Selbsthilfegruppen«, analog wie digital, zusammentun.

Globale Herausforderungen lassen sich durch Kooperation und Mitverantwortung besser meistern. In funktionierenden Gemeinschaften finden wir als Einzelne eher die Kraft, eigene Vermeidungsstrategien hinter uns zu lassen, Krisen entgegenzutreten, uns selbst als wirksam zu erleben und es bestenfalls auch zu sein. Wir können einen nachhaltigen Wandel und auch ein höheres Maß an psychischer Gesundheit erreichen, wenn möglichst viele Menschen auf diese Weise bereit sind, die eigenen Perspektiven und Verantwortlichkeiten zu reflektieren und gegebenenfalls auch in Frage zu stellen.

Auch wir Menschen, die in Psy.-Berufen arbeiten, sind unseren biografischen Erfahrungen, Sozialisierungen, Denkmustern und verzerrten Wahrnehmungen ausgeliefert, die unser tägliches Denken, Fühlen und Handeln prägen. Durch unsere beruflichen Kompetenzen, (Selbst-)Erfahrungen und Privilegien haben wir aber möglicherweise etwas mehr als andere die Möglichkeit, diese aktiv in Frage zu stellen. Bei der Mitgestaltung von gesellschaftlichem Wandel können auch viele verschiedene psychologische und psychotherapeutische Verfahren wie das Motivational Interviewing (Römer, Herrmann, Molkentin u. Müller, 2024) oder Interventionen aus der Acceptance and Commitment Therapy (ACT) hilfreich sein (Klingen u. Schiebler, 2022). Es macht Freude, auf Basis psychologischen und psychotherapeutischen Wissens Ideen zu entwickeln und sich immer wieder aufs Neue zu überlegen, an welchen Stellen, in welchen Gruppen und zu welchen Zeitpunkten ein analoges oder digitales Einwirken sinnvoll und möglich ist. Dr. Jean Moritz Müller, Philosoph und Emotionsforscher, sagt:

> Sofern die gesellschaftlichen Transformationsprozesse auf die Behebung (oder zumindest Linderung) der äußeren Krisen ausgerichtet sind und mitunter Änderungen im eigenen Lebensvollzug erfordern, kommt den Psy.-Berufen die wichtige Aufgabe zu, Wege aufzuzeigen, um die entstehende

Unsicherheit und Desorientierung aufzufangen. Mir scheint, dass dieses Berufsfeld aber auch eine sehr wichtige Rolle einnehmen kann, sofern es Möglichkeiten aufzeigt, wie wir auf die äußeren Krisen innerlich (und im konkreten Handeln) angemessen reagieren können, ohne sie zu verkennen oder zu verleugnen und ohne uns psychisch zu gefährden. Hier das richtige und auch gesunde Maß an Anteilnahme zu finden, erscheint mir – besonders mit Blick auf die tatsächliche Gemütslage vieler junger Leute, die sich mit den Krisen befassen – eine hochgradig nichttriviale Angelegenheit.

Eine derart umfassende gesellschaftliche Transformation ist tatsächlich alles andere als trivial. Engagement darf auch mal schiefgehen oder scheinbar verpuffen, gerade bei komplexen Veränderungsprozessen gehört das häufig dazu. Es ist allerdings hilfreich, wenn wir uns in diesen Fällen nicht komplett zurückziehen, sondern weiter immerzu die Augen nach Möglichkeiten offenhalten (ein bisschen wie in der Kindererziehung). Es ist hilfreich zu wissen, dass zum Beispiel auch der Erfolg der Fridays for Future-Bewegung im Jahr 2019 nur gelingen konnte, weil viele, viele Menschen in den Jahren zuvor mühsame Vorarbeit geleistet haben, etwa im Hambacher Wald, und bereits Einfluss auf die öffentliche Meinung genommen hatten (Bleh, 2021). Gemeinschaften, die zukunftsfähig sein wollen, können sich nur ein begrenztes Maß an Rückzug und Passivität leisten. Auch Demokratie lebt grundsätzlich von aktiver Partizipation sowie dem Willen und Mut, sich für das Gemeinwohl einzusetzen – sei es durch eigenes Engagement, das direkte Ansprechen von Entscheidungsträger*innen oder wenigstens als Vorbild für andere.

Es gibt bereits viele erfolgsversprechende Ansätze, die oft sogar mehrere Herausforderungen gleichzeitig adressieren (die sogenannten Co-Benefits) und uns als Menschen bestenfalls auch zu mehr psychischer Gesundheit verhelfen.

Exkurs: Policy Brief
»Psychosoziale Co-Benefits klimapolitischer Maßnahmen«
Im Auftrag der Gesundheit Österreich GmbH haben meine psychologischen Kolleginnen Mareike Schulze, Daniela Kaifel und ich (2024b) ein Policy Brief zu den psychosozialen Co-Benefits klimapolitischer Maßnahmen erstellt. Ein Policy Brief ist eine Kurz-

zusammenfassung vor allem für Politik und Behörden, in der auf Basis wissenschaftlicher Erkenntnisse, aber in leicht verständlicher Sprache, lösungsorientierte Hilfen für politische Entscheidungsträger*innen gegeben werden.

Die Inhalte des Policy Briefs waren inhaltlich auch für uns Autorinnen Neuland und sind auf Basis einer systematischen Literaturrecherche und acht Expert*inneninterviews entstanden. Als Ergebnis sind sechs Vorschläge entstanden, die auf überraschende Weise aufzeigen, in welchen Politikfeldern positive Wechselwirkungen mit psychischer Gesundheit zu erwarten sind. Die ausgesprochenen Empfehlungen zeigen, an wie vielen unterschiedlichen Stellen ein eigenes Aktiv-Werden die psychische Gesundheit ganzer Bevölkerungsgruppen steigern kann. Die Analyse bezieht sich auf Österreich, ist aber in weiten Teilen auch auf andere Länder des europäischen Raums gut übertragbar.

Die sechs Empfehlungen sind:
1. Verankerung von Klimaschutz in der österreichischen Verfassung und Festlegung verbindlicher, sektorieller Ziele,
2. psychologisch fundierte Kommunikation der Gefahrenlage, Förderung der Veränderungsbereitschaft der Bevölkerung durch Schaffung von Anreizen und Nennung konkreter Handlungsoptionen,
3. Priorisierung der psychosozialen Gesundheit der Bevölkerung im übergreifenden politischen Handeln,
4. Bildungs- und Öffentlichkeitarbeit hinsichtlich der verschiedenen klimapolitischen Maßnahmen, Aufzeigen von zukunftsorientierten Jobperspektiven,
5. Förderung von klimaneutralen Städten, alternativen Wohnformen und energetischer Gebäudesanierung, mehr Grün- und Begegnungsflächen,
6. Reduktion des Individualverkehrs in Städten und Umsetzung innovativer Verkehrskonzepte in ländlichen Regionen.

Die Empfehlungen des Policy Briefs können im politischen Engagement genutzt werden, um wissenschaftlich fundierte Handlungsempfehlungen auszusprechen, die auch der psychosozialen Gesundheit dienen und damit unserer fachlichen Expertise entsprechen.

Um konstruktive Gemeinschaften zu fördern und darüber reelle Hoffnung und Zuversicht zu erfahren, ist es sinnvoll, sich selbst und anderen gegenüber (ggf. auch Patient*innen) offen und ehrlich mit äußeren Krisen und ihren krankmachenden Faktoren umzugehen und diese konsequent mitzudenken. In den sozialen Medien werden beispielsweise viele Menschen aktuell permanent überflutet mit Informationen, die sie zur Meinungsbildung nutzen. Um hier den Überblick zu behalten und Fakten von Meinungen und Fake News zu unterscheiden, sind ein Grundverständnis von Forschungsmethodik, ein Ziehen von Implikationen aus Studienergebnissen und ein gewisses Maß an Medienkompetenz von höchster Bedeutung. Insbesondere Menschen mit (Psychologie-)Studium, die sich einmal durch Fächer wie Statistik und Skalierung gearbeitet haben, sind hier hervorragend ausgebildet und können sich somit besonders gut Verschwörungsmythen, vermeintlich einfachen Lösungen oder anderen populistischen Narrativen entgegenstellen. Schön, wenn die Pflichtfächer zur Forschungsmethodik auch auf diese Weise eine praktische und sinnvolle Anwendung finden! Ein offener Umgang mit der Realität und eine verständliche Einordnung unseres Wissens und der Methodik, mit der das Wissen gewonnen wurde, stärkt eine Gesellschaft, die informierte Entscheidungen treffen kann und somit eher schwierigen Zeiten gewachsen ist (Umweltbundesamt, 2024; Willke, 2023).

Ein großes Problem bei komplexen Transformationen ist Verantwortungsdiffusion. Schon die Forschung von Darley und Latane aus dem Jahr 1968, die inzwischen vielfach in verschiedenen Zusammenhängen repliziert werden konnte, zeigt: Je mehr Menschen bei einem Problem, einer Herausforderung oder Krise potenziell aktiv werden könnten, desto geringer die Wahrscheinlichkeit, dass eine einzelne Person dies tut (das ist der sogenannte »Bystander-Effekt«). Wir können daraus lernen: Es ist in sehr vielen Fällen ein falscher Glaube, dass jemand anders, sei es eine Person oder Institution, die großen Probleme schon angehen werde. Auch Kammern und Verbände, politische Institutionen oder andere Länder werden uns nicht von der eigenen Verantwortung entlasten können. Der Zivilgesellschaft, insbesondere aber auch Expert*innen, kommt in einer sozial-ökologischen Transformation eine leitende Rolle zu (WBGU, 2011; Willke, 2023; Ethikrat, 2024).

Selbstreflexion:
Wie hoch sind deine Intentionalität (siehe Kapitel vier) und deine Veränderungsbereitschaft in deiner aktuellen Lebensphase?
Wodurch werden beide Faktoren in die eine oder andere Richtung beeinflusst?
Wie geht's dir psychisch, wenn du Themen aktiv nachgehst, im Vergleich zur Vermeidung?

Kennst du andere Menschen oder Initiativen in deinem Umfeld, denen einzelne oder sämtliche globale Krisen Sorgen bereiten und die bereits ins Handeln gekommen sind?

Falls du bereits aktiv bist: Was brauchen diese Menschen gerade, um gut am Ball bleiben zu können?

Falls ja: Sind Menschen dabei, die dir grundsätzlich sympathisch sind, an deren Erleben und Vorgehen du innerlich gut anknüpfen kannst oder deren Themen dich interessieren? Hier könnte dein Einsatz für eine lebenswerte, sichere Zukunft und psychische Gesundheit starten.

Falls nein: Anregungen aus dem psychosozialen und medizinischen Sektor gibt es beispielsweise auf https://daskannstdutun.de oder in Kapitel 14.

Ein wesentlicher Schritt, um in Zeiten komplexer Krisen als Gruppen und Gemeinschaft im guten, gesunderhaltenden Kontakt miteinander bleiben zu können, ist eine gelingende, im besten Fall klare und zugewandte Kommunikation (siehe Exkurs zur Klimakommunikation in Kapitel drei). Denn der dauerhaft wirksame Bystander-Effekt begünstigt permanent, dass wir Menschen unser

Nicht-Handeln mit gängigen Ausreden und Verzögerungsdiskursen begründen, um eigene Veränderungen immer wieder aufzuschieben (Lamb et al., 2020; Darley u. Latane, 1968).

Der Ethikrat schreibt 2024 zu Verzögerungsdiskursen im Zusammenhang mit der Klimakrise und der strategischen Instrumentalisierung kritischer Einwände:

> Solche Strategien betonen beispielsweise die Verantwortung Dritter, werben für teilweise erst noch zu entwickelnde technische Lösungen, die ohne größere Einschnitte auskommen, stellen negative Auswirkungen von Klimaschutzmaßnahmen in den Mittelpunkt oder rufen dazu auf, sich mit dem Klimawandel abzufinden und vorwiegend auf Anpassungsmaßnahmen zu setzen. Die Herausforderung besteht darin, ernst gemeinte und möglicherweise berechtigte Argumente von rein strategisch motivierten zu unterscheiden. (S. 46)

Es sind die Gesundheitsberufe, insbesondere auch diejenigen der sprechenden Medizin, die oft über eine reiche Erfahrung auch in schwierigen, potenziell konfliktreichen Kommunikationsszenarien verfügen. An dieser Stelle bietet sich somit eine Möglichkeit, konstruktiv an der Gestaltung einer möglichst gesunderhaltenden Zukunft mitzuwirken (More in Common, 2021). Dazu kann auch der Mut gehören, zerstörerische Konsequenzen des Nicht-Handelns gerade bei Menschen in Verantwortungspositionen zu kritisieren.

Wer sich über die Krisen informiert und darüber spricht, begreift nach und nach immer mehr Zusammenhänge und komplexe Wechselwirkungen. Das Thema wird bei fortlaufender Beschäftigung eher größer, aber in der Regel auch differenzierter, somit etwas klarer und durch die verbundenen Handlungsoptionen weniger belastend. Dabei zeigt sich auch: Wenn uns psychischer Gesundheitsschutz wirklich am Herzen liegt, dürfen wir als Menschen, vor allem, wenn wir in Psy.-Berufen arbeiten, strukturelle Ungerechtigkeiten, gruppenbezogene Diskriminierung und Menschenfeindlichkeit nicht ignorieren. Uns dauerhaft begleitende Symptome wie Rassismus, Altersdiskriminierung, Ableismus, Klassismus und ihre strukturellen Verankerungen sind nicht nur gesellschaftliche, sondern auch psychische Belastungsfaktoren, die unserer Konfrontation und kritischer Selbstreflexion bedürfen. Ein konstruktives Miteinander, das sozialen Segmentierungsprozessen entgegenwirkt, braucht Toleranz, Ambiguitätstoleranz (d.h. das Aushalten von Gleichzeitigkeiten) und Offenheit.

Damit Gemeinschaft und psychische Gesundheit gelingen können, müssen zudem die Mindestvoraussetzungen für ein gutes Leben für alle Menschen gewahrt werden. Das Konzept der Suffizienz, also die Suche nach Antworten auf die Fragen »Was brauchen wir wirklich? Was ist genug?«, kann uns helfen, uns auf das Wesentliche zu besinnen und benachteiligten Menschen in der Folge mehr Unterstützung zu bieten. Dies kann hinsichtlich der Klimakrise auch Ausgleichs- und Unterstützungszahlungen für finanziell Ärmere (z.B. in Form eines Klimagelds) oder eine hohe Besteuerung emissionsintensiven Verhaltens beinhalten (Ethikrat, 2024; Mau, K., 2024). Oder mit den Worten des Ethikrats (2024): »Damit zukünftige Generationen die Mindestvoraussetzungen für ein gutes, gelingendes Leben erreichen können, sind Abwarten, Hinhalten und Hinauszögern moralisch verwerflich. [...] Vielmehr müssen Prioritäten gesetzt, Interessenkonflikte reguliert und Gewichtungen ausgehandelt werden« (S. 68ff.).

Stare

Das Schwarmverhalten von Staren, auch »Murmuration« (gib das mal bei YouTube ein!) genannt, ist ein faszinierendes Beispiel für kollektive Intelligenz und Anpassungsfähigkeit. Stare bilden große, dicht zusammen fliegende Schwärme, die oft aus Hunderten bis hin zu Hunderttausenden von Vögeln bestehen und sich synchron in der Luft bewegen. Das Verhalten der Stare basiert auf einer beeindruckenden Form der Koordination, die nicht von einem Anführer oder einem festen Plan gesteuert wird. Stattdessen orientieren sich die Vögel an ihren nächsten Nachbarn, wobei jedes einzelne Tier auf die Bewegungen seiner direkten Umgebung, circa auf die sieben unmittelbaren Nachbarvögel, reagiert. Die lokale Interaktion der Stare schafft ein größeres Muster, das zwar chaotisch wirkt, aber letztlich geordnet und anpassungsfähig ist. Der Vogelschwarm kann sich auf diese Weise flexibel an plötzliche Veränderungen wie das Auftauchen eines Greifvogels anpassen und sich gemeinsam schützen, beispielsweise umschwenken oder sich zusammenballen, ohne dass ein Vogel allein die Richtung vorgibt. Dieses System inklusive der komplexen Flugmuster macht die Stare fehlertolerant und anpassungsfähig. Sie meistern auf diese Weise unvorhergesehene Umweltveränderungen wie Windböen oder Hindernisse (NABU, 2018).

Das Verhalten der Stare zeigt, wie ein kurzfristiges Zulassen von Chaos, das ständige Anpassen an unvorhergesehene Bewegungen und die unübersichtliche kollektive Dynamik letztlich dem Überleben und Wachstum dienen. Wir Menschen, konfrontiert von komplexen globalen Krisen, können also auch von den Staren lernen, denn ihr Schwarmverhalten zeigt die notwendige Reaktion auf individuelle Aktionen, die hilfreich sein können, um kollektive Wirksamkeit zu entfalten. Wenn wir uns als Menschen wie ein Schwarm von Staren auf das gemeinsame Ziel der Krisenbewältigung ausrichten und flexibel, dezentral und solidarisch handeln, können wir großen Bedrohungen erfolgreicher begegnen. Das Zulassen von Unvorhersehbarkeit und Chaos sowie die Bereitschaft zu kurzfristiger Aktion vereint im Kollektiv werden unsere menschliche Überlebensfähigkeit stärken.

Die Transformationen unserer Zeit bedeuten, sich auf einer soliden Basis von interdisziplinärer Wissenschaftlichkeit auf ein gewisses Maß an Unvorhersehbarkeit einzulassen und die Perfektion hintenanzustellen. Es wird uns nicht gelingen, jede Krise abzuwenden, und wir werden Verschlechterungen unserer Lebensumstände hinnehmen müssen. Doch durch unser Handeln ist auch vieles möglich. Der Soziologe Prof. Dr. Hartmut Rosa (taz, 2022) sagt: »Wir brauchen eine Zukunftsgeschichte, die nicht quantifizierbare Steigerungen oder Intensivierungen meint, also eine andere Geschichte des gelingenden Lebens«.

13 Epilog

Bericht einer Psychologin aus Kampala Uganda

Geschrieben von Hazel Muriro Kobusingye, klinische Psychologin in Ausbildung

Makerere Universität Kampala. Fakultät für Psychologie. Abteilung für psychische Gesundheit und Sozialpsychologie

In meinem Land Uganda kommt auf 200.000 oder mehr Menschen ein*e Psychiater*in. Andere Fachleute für psychische Gesundheit, wie Psycholog*innen oder Psychotherapeut*innen, sind noch viel seltener (WHO, 2021)[7]. Traditionelle und komplementäre Gesundheitsdienstleister ergänzen ihre Arbeit, wie zum Beispiel kommunale Gesundheitspfleger*innen, Heilpraktiker*innen, Kräuterkundige, spirituelle Heiler*innen und Hebammen. Es ist nicht bekannt, wie viele Ugander*innen diese traditionellen und komplementären Heiler*innen aufsuchen. Da die psychische Gesundheit jedoch stark stigmatisiert ist, liegt die Vermutung nahe, dass ein so religiöses und spirituelles Volk wie die Ugander*innen eher diese Heiler*innen aufsucht als eine psychologische oder psychiatrische Fachkraft.

Die staatliche Versorgung im Bereich der psychischen Gesundheit wird in erster Linie von nur einem der vier nationalen Überweisungskrankenhäuser gewährleistet. Dieses Krankenhaus – das Butabika National Referral Hospital – ist ein psychiatrisches Krankenhaus in der Hauptstadt Kampala und bietet hauptsächlich medikamentöse Behandlung und Krankenpflege an. Das Krankenhaus verfügt über fünf klinische Psycholog*innen, die den verschiedenen Stationen (Aufnahmestation, Konvulsionsstation, Alkohol- und Drogenstation usw.) zugeteilt sind und die Ausbildung und Betreuung von Praktikant*innen in klinischer Psychologie, wie ich es bin, als Teil der Anforderungen für meinen Master of Science in klinischer Psychologie beaufsichtigen.

---

7 Zum Vergleich: In Deutschland arbeiteten im April 2024 14.625 Psychiater*innen in der ambulanten und stationären Versorgung. Das entspricht 82,7 Psychiater*innen pro 200.000 Einwohnenden (DGPPN, 2024).

Die anderen öffentlichen Krankenhäuser in Uganda konzentrieren sich in erster Linie auf körperliche Gesundheitsprobleme, auch wenn einige von ihnen über einen psychiatrischen Clinical Officer (PCO) oder eine psychiatrische Krankenpflegekraft und eine*n Sozialarbeiter*in oder Psycholog*in verfügen. In den Fällen, in denen die Gesundheitseinrichtungen Patient*innen mit psychischen Problemen aufnehmen, werden diese in der Regel an Butabika verwiesen, vor allem wenn es sich um Erkrankungen wie bipolare Störungen in der manischen Phase, Schizophrenie und andere Störungen aus dem psychotischen Spektrum handelt.

Die psychische Gesundheit der Menschen in Uganda wird auch durch die schwierigen Lebensumstände und äußeren Krisen negativ beeinflusst: Zum Beispiel hat Uganda eine große Zahl an Einwohnenden, die aus den umliegenden Krisenregionen geflüchtet sind – diese machen auch einen großen Anteil der Patient*innen im Butabika-Krankenhaus aus. Auch Armut beeinflusst die psychische Gesundheit in Uganda negativ. Selbst mit hohen Schul- und Bildungsabschlüssen ist es hier schwierig, eine Arbeit zu finden, die ein ausreichendes Einkommen und weitere Grundbedürfnisse wie eine Krankenversicherung gewährleistet. Es gibt auch zu wenig bezahlbaren Wohnraum. Insbesondere in den Großstädten wie Kampala gibt es viele Straßenkinder und Obdachlose – auch wenn die meisten Ugander*innen durchaus ein Dorf haben, in das sie zurückkehren können, wenn sie das Leben in den Städten, wo es mehr Arbeit gibt, nicht mehr bezahlen können. Allerdings haben einige Regionen des Landes erhebliche Schwierigkeiten mit der Gewährleistung von Wasser, Nahrungsmitteln und medizinischer Versorgung und sind dadurch auf ausländische Hilfe angewiesen. Bezüglich der Klimakrise und ihrer Einflüsse auf die psychische Gesundheit gibt es in Uganda selbst unter Psycholog*innen und Psychiater*innen kein großes Bewusstsein. Dieses Problem wird hier ehrlicherweise kaum diskutiert, wahrscheinlich weil wir uns hier mit so vielen anderen Krisen beschäftigen müssen, etwa, dass es einfach insgesamt zu wenig Menschen in Psy.-Berufen oder entsprechende übergeordnete Institutionen gibt.

Es gibt nicht viele Ugander*innen, die es sich leisten können, in private Krankenhäuser zu gehen. Oft arbeiten dieselben psychosozialen Fachkräfte, die in staatlichen Einrichtungen arbeiten, auch in privaten Einrichtungen, weil wir so wenige sind. Daher kann man davon ausgehen, dass die meisten Ugander*innen, die eine psychosoziale Versorgung suchen, letztendlich im Butabika National Referral Hospital landen, sei es in der allgemeinen Abteilung oder in der Privatabteilung. Klinische Psycholog*innen in der Ausbildung, ähnlich wie medizinische Assistenzärzt*innen, bilden das Rückgrat des ugandischen psychiatrischen Gesundheitssystems, wenn es um die Behandlung mit Psychotherapie geht.

Wie ist es, als klinische Psychologin in Ausbildung in Uganda während der letzten zwei Jahre (4 Semester) an der Makerere Universität Kampala (eine von zwei Universitäten, die dieses Programm im Land anbieten) zu arbeiten? Als klinische Psychologin in der Ausbildung wird von dir erwartet, dass du pro Semester 180 Stunden am Praktikumsort (normalerweise das Butabika-Krankenhaus) absolvierst. Der Tagesablauf sieht vor, dass du morgens ab 9.30 Uhr oder früher, wenn eine Supervision vorgesehen ist, bis 13.00 oder 14.00 Uhr an deinem Praktikumsort bist und dann zum Unterricht an deine Universität gehst. Die Praktikant*innen müssen sowohl an der Praktikumsstelle als auch an der Universität klinische Supervision in Anspruch nehmen. Außerdem müssen sie eine Forschungsarbeit (Masterarbeit) durchführen. Zusammenfassend müssen die Praktikant*innen ihre Kompetenzen in den Bereichen Beurteilung, psychologische Tests/Psychometrie, Verständnis psychischer Gesundheitsprobleme und Diagnose gemäß dem Diagnostics and Statistical Manual 5th Edition (DSM-V) nachweisen. Die Auszubildenden müssen außerdem Kompetenzen in mindestens zwei oder drei psychotherapeutischen Modalitäten mit Schwerpunkt auf kognitiver Verhaltenstherapie (CBT) nachweisen und alle Berichte und Prüfungsprotokolle in allen Kurseinheiten abschließen.

Die Psychologie und Psychotherapie in Uganda unterscheidet sich sehr von dem, was ich bezüglich der Versorgung psychischer Erkrankungen in Deutschland beobachtet habe. In den letzten zwei Monaten habe ich verschiedene Teile Deutschlands besucht, wie Nürnberg/Fürth, Hannover, Berlin, München und Nordenham, und ich habe mehr Psychotherapiepraxen und Kliniken gesehen, als ich sie zählen kann. Eine weitere interessante Beobachtung ist, dass diese hier in der Öffentlichkeit stehen – in dem Sinne, dass sie deutlich darauf hinweisen, dass man hierherkommen kann, wenn man mit seiner psychischen Gesundheit zu kämpfen hat. In Uganda ist der Gang zu einer*m Therapeut*in mit viel Scham und Angst verbunden, das müssen wir einkalkulieren, wenn wir eine Privatpraxis eröffnen wollen.

Der Wind des Wandels wird Uganda an einen unerwarteten und besseren Ort bringen, insbesondere muss es darum gehen, die psychische Gesundheit auf der Ebene der primären Gesundheitsversorgung zu integrieren. Dazu wird beispielsweise die Übertragung von psychischer Gesundheitsversorgung an nicht-psychologische Gesundheitsexpert*innen in Gesundheitszentren im ganzen Land gehören, da es hier nur wenige spezialisierte Menschen in Psy.-Berufen gibt (Wakida, Obua, Haberer u. Bartels, 2023). Weitere Bemühungen dieser Art gibt es von traditionellen Heiler*innen und auch in den sozialen Medien. Ich weiß aus tiefstem Herzen, dass die psychische Gesundheitsversorgung bald für jeden Menschen in Uganda, der sie braucht, leicht zugänglich und erschwinglich sein wird.

14 Zum Weiterlesen und Weitermachen

Falls dich die Themen dieses Buches interessieren, empfehle ich dir gerne folgende Bücher zum Weiterlesen:

- »Miese Krise. Alles, was du über den Klimawandel wissen musst« von Ann-Sophie Henne, Robin Jüngling und Annika Le Large, erschienen im Katapult Verlag 2024,
- »Planetary Health. Klima, Umwelt und Gesundheit im Anthropozän«, herausgegeben von Claudia Traidl-Hoffmann, Christian Schulz, Martin Herrmann und Babette Simon, erschienen bei der Medizinisch Wissenschaftlichen Verlagsgesellschaft 2021,
- »Das Ende der Erschöpfung. Wie wir eine Welt ohne Wachstum schaffen« von Katharina Mau, erschienen im Löwenzahn Verlag in Innsbruck 2024,
- »Globale Krisen in der Psychotherapie. Therapeutisch konstruktiv in schwierigen Zeiten arbeiten« von Fabian Chmielewski, erschienen 2024 bei Beltz.

Falls du dich dafür interessiert, welche Initiativen und Organisationen zu den Themen dieses Buches bereits aktiv sind, empfehle ich dir gerne, hier weiterzulesen, finanziell zu unterstützen und aktiv zu werden:

- *Psychologists/Psychotherapists for Future e.V. (Psy4F):* Psy4F sind eine Gruppe für Psycholog*innen und Psychotherapeut*innen, die ihr Fachwissen in den Umgang mit der Klimakrise und zur Förderung einer nachhaltigen Zukunft einbringen. www.psy4f.org.
- *Health for Future (H4F):* Bei Health for Future sind Menschen aus dem Gesundheitswesen gemeinsam aktiv, um die Auswirkungen der planetaren Krisen auf die Gesundheit abzumildern und sich für ein klimaneutrales und resilientes Gesundheitswesen einzusetzen. https://healthforfuture.de
- *Deutsche Allianz für Klimawandel und Gesundheit e.V. (KLUG):* KLUG ist ein Netzwerk aus Einzelpersonen, Organisationen und

Verbänden aus dem Gesundheitsbereich, die auf die Folgen der ökologischen Krisen auf die Gesundheit aufmerksam machen und eine Transformation hin zu einer klimaneutralen Gesellschaft, insbesondere zu einem nachhaltigen Gesundheitswesen anstreben. https://www.klimawandel-gesundheit.de

- *Kompetenzzentrum für klimaresiliente Medizin- und Gesundheitseinrichtungen (KliMeG):* KliMeG ist eine an KLUG angegliederte Allianz von Kliniken und Gesundheitseinrichtungen, die gemeinsam die Transformation hin zu mehr Nachhaltigkeit und Klimaschutz in der stationären Gesundheitsversorgung fördern. https://klimeg.de
- *Centre for Planetary Health Policy (CPHP):* Das CPHP ist ein an KLUG angegliederter Think Tank zur wissenschaftlichen Politikberatung im Bereich globaler Umweltveränderungen, Gesundheit und Planetary Health. Sie entwickeln konkrete Handlungsempfehlungen für und gemeinsam mit politischen Akteur*innen. https://cphp-berlin.de/de/
- *Planetary Health Academy:* Die Planetary Health Academy ist eine an KLUG angeschlossene Wissens- und Bildungsplattform, die Menschen aus Gesundheitsberufen zum transformativen Handeln im Kontext von Planetary Health weiterbilden und befähigen möchte. Sämtliche Angebote sind kostenfrei verfügbar. https://planetary-health-academy.de

Personenverzeichnis

Dieses Buch ist ein Gemeinschaftswerk und ohne die Gedanken vieler anderer kluger Menschen, hätte ich es nicht schreiben können. Besonderer Dank gilt den Menschen, die während der Recherche zum Buch viele verschiedene Fragen beantwortet haben sowie Bianca, Fabian, Felix und Manuel für ihr Redigat. Die meisten der hier erwähnten Personen beschäftigen sich schon seit längerem mit herausragendem Engagement mit diesen oder ähnlichen Themen. Schaut doch auch mal, was sie so publiziert haben!

Die Reihenfolge der Personenbeschreibungen ist alphabetisch nach Vornamen.

Dr. Anne Hübner ist Fachärztin für Anästhesie und Intensivmedizin und arbeitet seit Jahren an einer ökologischen Transformation des Gesundheitswesens. Sie ist Gründungsmitglied von KliMeG, dem deutschen Kompetenzzentrum für klimaresiliente Medizin und Gesundheitseinrichtungen, und bildet dort unter anderem Klimamanager*innen für Krankenhäuser aus. Anne ist meine Arbeitskollegin bei der Dt. Allianz für Klimawandel und Gesundheit (KLUG) und einer der pragmatischsten Menschen, den ich kenne. By the way: Anästhesist*innen sind im Klimaengagement überrepräsentiert. »Die fühlen sich schlecht wegen des hohen carbon footprints ihres Jobs« (Zitat Anne).

Carel Mohn ist Politikwissenschaftler, Journalist und Chefredakteur von klimafakten.de. Carel und ich treffen uns immer wieder auf Veranstaltungen rund ums Thema Klimakommunikation, zuletzt in der mehrmonatigen Politikwerkstatt »Klima wandelt Arbeit« vom Bundesministerium für Arbeit und Soziales. Da seine und meine Ansätze sich mitunter unterscheiden, gleichzeitig oftmals hervorragend ergänzen, darf seine Perspektive hier im Buch nicht fehlen.

Dr. Fabian Chmielewski ist Diplom-Psychologe und kognitiv-verhaltenstherapeutischer Psychologischer Psychotherapeut in eigener Praxis in Hattingen. Er publiziert und spricht mit inhaltlicher Vielfalt, professioneller Neugier und Kreativität unter anderem über Selbstwert, Sinnfragen in der Psychotherapie und über psychologische Aspekte der Klimakrise. Besonderer Dank geht an ihn, auch für das erste Redigat dieses in kürzester Zeit entstandenen Buches. Schaut gerne auf seiner Internetseite https://eupsychia.de vorbei.

Prof. Dr. Gerhard Reese leitet als Professor für Umweltpsychologie den Studiengang »Mensch und Umwelt: Psychologie, Kommunikation, Ökonomie« an der Universität Kaiserslautern-Landau und hat die Schnittstelle zwischen Psychologie und Ökologie seit Jahren super im Blick. Wir sind uns inzwischen auf verschiedenen Veranstaltungen begegnet – an ihm und seiner Forschung kommt man in der Klima- und Umweltpsychologie nicht vorbei. Jede einzelne Begegnung wurde durch seine ehrliche, unkomplizierte Zugewandtheit und seinen bestechenden Vortragsstil eine Freude.

Dr. Hans Rusinek hat einen Masterabschluss in International Relations und forscht an der Universität St. Gallen zu sinnhafter Arbeit und Corporate Purpose, also zu der Frage, wie Unternehmen zukunftsfähiger wirtschaften können. Er arbeitet als Consultant und ist ehrenamtlich im Think Tank 30 des Club of Rome Deutschland engagiert.

Hazel Muriro Kobusingye ist klinische Psychologin in Ausbildung aus Kampala, Uganda, und hat dort vor Kurzem ihr psychiatrisches Praktikum beendet, um ihre Zulassung als Psychotherapeutin zu erlangen. Das war nicht leicht in Kampala, da es dort nur eine staatliche Klinik gibt, in der insgesamt fünf klinische Psycholog*innen die Patient*innen des kompletten knapp fünfzig Millionen Einwohner*innen zählenden Landes betreuen und zugleich für die Ausbildung der Praktikant*innen zuständig sind. Instagram: @muk_psychi, @hazel_muriro. LinkedIn: https://www.linkedin.com/in/hazel-muriro-kobusingye-1b9ba4a1/.

Dr. Jean Moritz Müller ist Vertretungsprofessor für praktische Philosophie an der Universität Tübingen. Er hat zahlreiche Publikationen zur Philosophie und Ethik der Emotionen veröffentlicht. Moritz und ich haben uns auf einer Veranstaltung kennengelernt, bei der ich begeistert davon war, wie passend sich die philosophische und psychologische Annäherung an Gefühle in globalen Krisen ergänzen können. Das angeregte Gespräch der Veranstaltung hielt die komplette gemeinsame Taxifahrt zum Bahnhof an. Mit ihm macht Interdisziplinarität Spaß.

Jessica Meininger ist Diplom-Psychologin und in eigener Praxis niedergelassene verhaltenstherapeutische Psychologische Psychotherapeutin. Sie ist seit mehreren Jahren bei den Psychologists/Psychotherapists for Future e. V. aktiv und hatte die Idee des psychologischen Medienleitfadens Klima, der dringend umgesetzt werden müsste (www.medienleitfaden-klima.de). Jessica ist ein wandelndes Klima- und KI-Psychologie-Lexikon und hat vielen Menschen, so auch mir, schon enorm oft mit aktuellen Befunden aus der Forschung und ihrer wissenschaftlichen Einordnung weitergeholfen (große, anhaltende Dankbarkeit!).

Prof. Dr. Julia Asbrand ist Diplom-Psychologin, Kinder- und Jugendlichenpsychotherapeutin mit Fachkunde Verhaltenstherapie und Professorin für Klinische Psychologie des Kindes- und Jugendalters an der Friedrich-Schiller-Universität Jena. Ihre Forschungsschwerpunkte sind unter anderem die psychischen Auswirkungen gesellschaftlicher Krisen und ihre funktionale Verarbeitung. Neben ihrer herausragenden wissenschaftlichen Kompetenz und ihrem (oft noch spätabendlichen) Einsatz für Kinder und Jugendliche ist Julia einfach auch supernett und kollegial.

Prof. Dr. Julian Schmitz ist Diplom-Psychologe, verhaltenstherapeutischer Kinder- und Jugendlichenpsychotherapeut und Professor für Klinische Kinder- und Jugendpsychologie an der Universität Leipzig. Dort ist er auch im Vorsitz des universitären Ethikbeirats. Julian scheut nicht vor der Nutzung sozialer Medien zurück, um für die Rechte von Kindern und Jugendlichen einzustehen, etwa auf Bluesky: @jschmitzleipzig.bsky.social.

Louisa Schneider ist gelernte Klimajournalistin, Influencerin, Speakerin und Moderatorin. Als Meisterin des Storytellings klärt sie über die Klimakrise auf und gewinnt Menschen für die sozial-ökologische Transformation. Louisa hat die Relevanz der Psychologie in Gerechtigkeits- und ökologischen Fragen unmittelbar erkannt, ein feines Gespür dafür und ist ein reflektierter und herzlicher Mensch. Folgt ihr unbedingt auf Social Media, wenn ihr es mit einem echten Profi zu tun haben wollt: @louisaschneider.de.

Malte Klar ist Diplom-Psychologe und verhaltenstherapeutischer Psychologischer Psychotherapeut in eigener Praxis, niedergelassen in Berlin. Er ist ein Psychotherapist for Future (Psy4F) der ersten Stunde, war dort mit Mareike und mir über längere Zeit im Koordinationsteam und hat dabei maßgeblich das psychologische Unterstützungsangebot für Engagierte aufgebaut. Er bietet auf Soundcloud Übungen zu Achtsamkeit und Selbstmitgefühl an, die ich bei Stress und unangenehmen Gefühlen sehr empfehlen kann: https://soundcloud.com/meditationen.

Mareike Schulze ist Diplom-Psychologin, tiefenpsychologisch fundierte Psychotherapeutin, gemeinsam mit mir Initiatorin der Psychologists/Psychotherapists for Future e.V. und eine sehr gute Freundin. Die Themen dieses Buches waren Inhalt vieler gemeinsamer Gespräche, wobei Mareike in vielen verschiedenen Themenbereichen (siehe auch Care-Arbeit, Patriarchat …) niemals um eine klare Problemdiagnose und eine Idee für die daraus resultierenden notwendigen Weiterentwicklungen verlegen ist.

Mateo Schmitthenner hat das Titelbild dieses Buches gestaltet. Großer Dank an ihn! Er ist Künstler, Förster, Graphic Recorder und Tätowierer in Barcelona und München und ein von ihm designtes Raubtier ziert meinen linken Arm. Instagram: @mateokaskabell3.

Dr. Sebastian Karl arbeitet als Psychiater und ist wissenschaftlicher Mitarbeiter am Zentralinstitut für Seelische Gesundheit in Mannheim. Wir haben uns in der Vorbereitung für ein gemeinsames Symposium beim DGPPN Kongress kennengelernt und sind direkt ins angenehme Diskutieren gekommen, wo wir heute die wichtigsten Herausforderungen und Möglichkeiten für die Psy.-Berufe sehen.

Prof. Dr. Silvia Schneider ist Professorin für klinische Kinder- und Jugendpsychologie am der Ruhr-Universität Bochum. Bekannt geworden ist sie für ihre Lehrbücher und Behandlungsmanuale, die schnell zur Pflichtlektüre jedes Psychologie-Studiums der letzten Jahrzehnte geworden sind. Ihr aktueller Arbeitsschwerpunkt liegt auf der Etablierung eines Stadtteil-Angebots zur Stärkung der psychischen Gesundheit für Kinder und Jugendliche in Bochum-Wattenscheid (»Urban Mental Health«). Das finde ich super und ich sehe viele Schnittstellen zum Thema dieses Buches.

Dr. med. Susanne Saha ist Diplom-Biologin und Fachärztin für Dermatologie in Karlsruhe. Sie ist zudem die erste Vorsitzende der AG Nachhaltigkeit in der Dermatologie (AGN) der Deutschen Dermatologischen Gesellschaft (DDG). Susanne hat zu mir Kontakt aufgenommen, da sie die psychologische und psychotherapeutische Dimension in der Bewältigung der Klimakrise wichtig findet und mit mir die relevanten Parameter für die Fachrichtung der Dermatologie erarbeiten wollte. Aus dieser herausfordernden Pionierinnenarbeit ist schließlich ein gemeinsamer Fachartikel erstanden (Dohm, Saha, Fronhoffs u. Gieler, 2024a). Möge dieser eine Blaupause für weitere medizinische Fachrichtungen sein.

Quellen und Literatur

Adena, M., Huck, S. (2024). AfD wählen macht unglücklich. AfD wählen macht unglücklich | WZB (Zugriff am 10.12.2024).

ARD alpha (2022). Ratten. Ekelige Plagegeister oder schlaue Haustiere. https://www.ardalpha.de/wissen/natur/tiere/ratte-wanderratte-hausratte-nager-nagetier-100.html (Zugriff am 15.10.2024).

ARTE (2023). Ratten in Paris. Gefährliche Plage. 24.05.2023. https://www.arte.tv/de/videos/112475-004-A/re-ratten-in-paris/ (Zugriff am 15.10.2024).

Ärzteblatt (2022). Social Media beeinflusst Körperbild junger Menschen immer stärker. https://www.aerzteblatt.de/nachrichten/139640/Social-Media-beeinflusst-Koerperbild-junger-Menschen-immer-staerker (Zugriff am 27.10.2024).

Augustin, J., Andrees, V., Czerniejewski, A., Dallner, R., Schulz, C. M., Mezger, N. C. S. (2024). Auswirkungen des Ahrtal-Hochwassers auf die Gesundheit der lokalen Bevölkerung – eine Analyse auf Grundlage von GKV-Routinedaten. Bundesgesundheitsblatt, 67, 5–13.10.1007/s00103-023-03809-x.

Asbrand, J., Peter, F., Calvano, C., & Dohm, L. (2024). Umgang mit gesellschaftlichen Krisen im Schulalltag. Göttingen: Hogrefe.

BÄK – Bundesärztekammer (2011). (Muster-)Berufsordnung der in Deutschland tätigen Ärztinnen und Ärzte. https://www.bundesaerztekammer.de/fileadmin/user_upload/_old-files/downloads/MBO_08_20112.pdf (Zugriff am 10.10.2024).

Barczok, M. (2018). Asthma und COPD: Folgen für die Psyche. MMW – Fortschritte der Medizin 160, 61–62. https://doi.org/10.1007/s15006-018-0293-7 (Zugriff am 15.10.2024).

BARMER (2024). Nachhaltigkeit. KLUG (Deutsche Allianz Klimawandel und Gesundheit e.V.). https://www.barmer.de/verantwortung/nachhaltigkeit/partner/partner-klug-1255278 (Zugriff am 17.10.2024).

Berliner Volksbank (2024). Hans-Joachim Schellnhuber: »Das wäre das Ende unserer Zivilisation«. https://www.berliner-volksbank.de/firmenkunden/business-spot-magazin/nachhaltigkeit/bauhau-erde.html (Zugriff am 15.10.2024).

Bleh, J. (2021). What do we want!? Identität, Moral und Wirksamkeit. Eine sozialpsychologische Perspektive auf die Erfolgsfaktoren der jungen Klimabewegung. In L. Dohm, F. Peter, K. van Bronswijk (Hrsg.), Climate Action – Psychologie der Klimakrise. Handlungshemmnisse und Handlungsmöglichkeiten (S. 251–282). Gießen: Psychosozial-Verlag.

Bloch, N. (undatiert). Spectrum of Allies. https://commonslibrary.org/spectrum-of-allies/ (Zugriff am 12.10.2024).

Block, M., Falta, N., Wollmann, J., Alberts, J., Geisenhainer, C. (2024). Arm in der Krise. Perspektiven aus der kritisch-psychologischen Beratungsarbeit. In Arbeitskreis Kritische Umweltpsychologie der Initiative Psychologie im Umweltschutz e. V. & Psychologists/Psychotherapists for Future e. V. (Hrsg.), Kritische Umweltpsychologie. Krisen verstehen, Handlungsfähigkeit entwickeln (S. 389–406). Gießen: Psychosozial-Verlag.

BMUV – Bundesministerium für Umwelt, Naturschutz, nukleare Sicherheit und Verbraucherschutz (2024). Planetare Belastungsgrenzen. https://www.bmuv.de/themen/nachhaltigkeit/integriertes-umweltprogramm-2030/planetare-belastbarkeitsgrenzen (Zugriff am 15.10.2024).

BMZ – Bundesministerium für wirtschaftliche Zusammenarbeit und Entwicklung (2023). Pakistan: Wirtschaft unter großem Druck. https://www.bmz.de/de/laender/pakistan/wirtschaftliche-situation-15410 (Zugriff am 12.10.2024).

Boessmann, U. (2013). Bewusstsein. Berlin: Deutscher Psychologen Verlag.

bpb – Bundeszentrale für politische Bildung (undatiert). Das Lexikon der Wirtschaft: Kapitalismus. https://www.bpb.de/kurz-knapp/lexika/lexikon-der-wirtschaft/19938/kapitalismus/ (Zugriff am 15.10.2024).

BPtK – Bundespsychotherapeutenkammer (2022). Muster-Berufsordnung der Psychotherapeut*innen. https://api.bptk.de/uploads/Muster_Berufsordnung_der_B_Pt_K_412a6bcb36.pdf (Zugriff am 10.10.2024).

Brockhaus, S. (2020). Was ist Kapitalismus? Übersicht und Kapitalismuskritik. https://utopia.de/ratgeber/was-ist-kapitalismus-uebersicht-und-kapitalismuskritik_183125/ (Zugriff am 15.10.2024).

Bronswijk, K. v., Komm, J. O., Zobel, I. (2021). Die Evolution der Drachen der Untätigkeit. Aktuelle Erkenntnisse zur Lücke zwischen Wissen und Handeln. In L. Dohm, F. Peter, K. van Bronswijk (Hrsg.), Climate Action. Die Psychologie der Klimakrise (S. 105–140). Gießen: Psychosozial-Verlag.

Bundesverfassungsgericht (2021). Verfassungsbeschwerden gegen das Klimaschutzgesetz teilweise erfolgreich. https://www.bundesverfassungsgericht.de/SharedDocs/Pressemitteilungen/DE/2021/bvg21-031.html (Zugriff am 18.10.2024).

Bündnis Entwicklung Hilft/IFHV (2024): WeltRisikoBericht 2024. Berlin: Bündnis Entwicklung Hilft. https://weltrisikobericht.de (Zugriff am 15.10.2024).

Cianconi, P., Betro, S, Janiri, L. (2020). The Impact of Climate Change on Mental Health: A Systematic Descriptive Review. Frontiers in Psychiatry 11.

Clayton, S., Manning, C. M., Speiser, M., Hill, A. N. (2021). Mental health and our changing climate: impacts, inequities, responses. https://ecoamerica.org/wp-content/uploads/2021/11/mental-health-climate-change-2021-ea-apa.pdf (Zugriff am 02.06.2024).

CRED – Center for Research on Environmental Decisions. (2009). The Psychology of Climate Change Communication: A Guide for Scientists, Journalists, Educators, Political Aides, and the Interested Public. New York: Columbia UP.

Darley, J. M., Latane, B. (1968). Bystander intervention in emergencies: Diffusion of responsibility. Journal of Personality and Social Psychology, 8 (4, Pt. 1), 377–383. https://doi.org/10.1037/h0025589 (Zugriff am 26.10.2024).

Destatis (2022). In 67 % der Familien mit jüngeren Kindern sind beide Elternteile erwerbstätig. Pressemitteilung Nr. N 003 vom 27. Januar 2022. https://www.destatis.de/DE/Presse/Pressemitteilungen/2022/01/PD22_N003_122.html (Zugriff am 23.10.2024).

Destatis – Statistisches Bundesamt (2024). Statistischer Bericht – Erhebung zur Zeitverwendung privater Haushalte – 2022 (korrigierte Fassung vom 28.03.2024). https://www.destatis.de/DE/Themen/Gesellschaft-Umwelt/Einkommen-Konsum-Lebensbedingungen/Zeitverwendung/Publikationen/Downloads-Zeitverwendung/statistischer-bericht-zeitverwendung-priv-haushalte-5639102229005.html (Zugriff am 23.10.2024).

Deutsche Herzstiftung (undatiert). 8 Tipps für ein langes Leben. https://herzstiftung.de/ihre-herzgesundheit/gesund-bleiben/herzgesundheit-im-alltag/tipps-langes-leben (Zugriff am 29.10.2024).

Deutschlandfunk (2022). Woher kommt die Motivation zum Energiesparen. Interview Lea Dohm. https://www.deutschlandfunk.de/woher-kommt-die-motivation-zum-energiesparen-interview-lea-dohm-dlf-5852f444-100.html (Zugriff am 10.10.2024).

Deutschlandfunk (2023). Meteorologen halten Pariser Klimaschutzabkommen für faktisch gescheitert. https://www.deutschlandfunk.de/meteorologen-halten-pariser-klimaschutzabkommen-fuer-faktisch-gescheitert-100.html (Zugriff am 18.10.2024).

Deutschlandfunk (2024). Green Culture Festival. Neue Visionen für eine nachhaltige Zukunft. https://www.deutschlandfunkkultur.de/wie-muss-sich-die-kulturszene-an-den-klimawandel-anpassen-tagung-in-sanssouci-dlf-kultur-aaef322a-100.html (Zugriff am 15.10.2024).

DGPPN (2024). Basisdaten Psychische Erkrankungen. Stand: April 2024. https://www.dgppn.de/_Resources/Persistent/3067cbcf50e837c89e2e9307cecea8cc901f6da8/DGPPN_Factsheet_Kennzahlen.pdf (Zugriff am 21.10.2024).

DGPPN (2022). Berliner Erklärung. Klimawandel und psychische Gesundheit. https://www.dgppn.de/_Resources/Persistent/a0971435744ea4371e7209d7ff420a2e67649d9e/Berliner%20Erklaerung_web.pdf (Zugriff am 17.10.2024).

DGPPN (2016). Psyche unter Druck. Wie moderne Lebensumstände die psychische Gesundheit beeinflussen. https://www.neurologen-und-psychiater-im-netz.org/psychiatrie-psychosomatik-psychotherapie/news-archiv/artikel/psyche-unter-druck-wie-moderne-lebensumstaende-die-psychische-gesundheit-beeinflussen/ (Zugriff am 31.10.2024).

Doelfs, G. (2010). Gefährlicher Trend. https://www.boeckler.de/de/magazin-mitbestimmung-2744-gefaehrlicher-trend-5609.htm (Zugriff am 12.10.2024).

Dohm, L., Bühn, S. (2023). Klima belastet die Psyche, belastet die Arbeitswelt. ASU Arbeitsmed Sozialmed Umweltmed 58, 705–709.

Dohm, L., Saha, S., Fronhoffs, K., Gieler, U. (2024a). Psychische Folgen von Klima- und Umweltveränderungen am Beispiel der Dermatologie. Dermatologie 75, 704–710. https://doi.org/10.1007/s00105-024-05396-7 (Zugriff am 15.10.2024).

Dohm, L., Kaifel, D., Schulze, M. (2024b): Psychosoziale Co-Benefits von Klimapolitik. Policy Brief. Hg. v. Gesundheit Österreich, Wien. https://jasmin.goeg.at/id/eprint/3459/ (Zugriff am 17.10.2024).

Dornes, M. (2016). Macht der Kapitalismus depressiv? Über seelische Gesundheit und Krankheit in modernen Gesellschaften. Frankfurt a. M.: Fischer.

Dovidio, J. F., Ikizer, E. G., Kunst, J. R., Levy, A. (2020). Common identity and humanity. In J. Jetten, S. D. Reicher, S. A. Haslam, T. Cruwys (Hrsg.), Together apart: The psychology of COVID-19 (S. 141–148). London: Sage.

Eberhard Karls Universität Tübingen (2023). Luisa Neubauer auf der 18. Mediendozentur der Universität Tübingen, 22.06.2023. https://www.youtube.com/watch?v=yIYjM8-Yizg (Zugriff am 08.08.2024).

EFPA – European Federation of Psychologists' Associations, EFPA Expert Reference Group (2023). Climate Change and Psychology Glossary. https://www.efpa.eu/sites/default/files/2023-06/efpa-expert-reference-group-climate-change-and-psychology-glossary_may-2023.pdf (Zugriff am 12.10.2024).

Eisele, F., Flammer, E., Steinert, T., Knoblauch, H. (2021). Aggressive incidents in psychiatric hospitals on heat days. BJPsych Open 7 (4): e99.

Ethikrat (2024). Stellungnahme Klimagerechtigkeit. https://www.ethikrat.org/fileadmin/Publikationen/Stellungnahmen/deutsch/klimagerechtigkeit.pdf (Zugriff am 15.10.2024).

Flaute, M., Reuschel, S., Stöver, B. (2022). Volkswirtschaftliche Folgekosten durch Klimawandel: Szenarioanalyse bis 2050. Studie im Rahmen des Projektes Kosten durch Klimawandelfolgen in Deutschland. GWS Research Report. https://papers.gws-os.com/gws-researchreport22-2.pdf (Zugriff am 15.10.2024).

Freud, S. (1927/2007). Die Zukunft einer Illusion. In: Massenpsychologie und Ich-analyse. Die Zukunft einer Illusion. Frankfurt a. M.: Fischer.

Gaertner, S. L., Dovidio, J. F., Guerra, R., Hehman, R., Saguy, T. (2016). A common ingroup identity: categorization, identity, and intergroup relations. In T. D. Nelson (Hrsg.), Handbook of Prejudice, Stereotyping, and Discrimination (S. 422–454). London: Psychology Press.

Gao, J., Cheng, Q., Duan, J., Xu, Z., Bai, L., Zhang, Y., Zhang, H., Wang, S., Zhang, Z., Su, H. (2019). Ambient temperature, sunlight duration, and suicide: A systematic review and meta-analysis. Science of the Total Environment 646: 1021–1029.

Gebhardt, N., van Bronswijk, K., Bunz, M., Müller, T., Niessen, P., Nikendei, C. (2023). Scoping Review zu Klimawandel und psychischer Gesundheit in Deutschland – Direkte und indirekte Auswirkungen, vulnerable Gruppen, Resilienzfaktoren. J Health Monit, 8, 132–161. https://doi.org/10.25646/11650.

Gesundheit Berlin-Brandenburg (2024). Gesundheit gerecht. Eröffnungsveranstaltung 05.03.2024. https://www.youtube.com/watch?v=x3vxbszBxB8 (Zugriff am 15.10.2024).

Habicht, J., Viswanathan, S., Carrington, B., Hauser, T. U., Harper, R., Rollwage, M. (2024). Closing the accessibility gap to mental health treatment

with a personalized self-referral chatbot. Nat Med, 30, 595–602. https://doi.org/10.1038/s41591-023-02766-x (Zugriff am 21.10.2024).
Hagedorn, G. (27.07.2020). Meine eigenen Wünsche an die gute Fee. Wozukunft. https://blog.wozukunft.de/2020/07/27/meine-eigenen-wunsche-an-die-gute-fee/ (Zugriff am 17.09.2024).
Hagedorn, G., Peter, F. (2021). Was müssen wir anders machen? Wie wir uns und unseren Kindern eine Zukunft gewinnen. In L. Dohm, F. Peter, K. van Bronswijk (Hrsg.), Climate Action. Psychologie der Klimakrise (S. 179–208). Gießen: Psychosozial-Verlag.
Harrison, A., Tronick, E. (2021). Intersubjektivität. Konzeptuelle Überlegungen zur Bedeutungsbildung anhand einer klinischen Illustration. Frontiers in Psychology, 12: 715873.
Haserück, A. (2021). Coronapandemie: Psychische Folgen im Fokus. In: Ärzteblatt PP 20, 08/2021, 346. https://www.aerzteblatt.de/archiv/220795/Coronapandemie-Psychische-Folgen-im-Fokus (Zugriff am 16.10.2024).
HCWH – Health Care Without Harm (2019). Health Care's Climate Footprint. How the Health Sector contributes to the Global Climate Crisis and Opportunities for Action. https://global.noharm.org/sites/default/files/documents-files/5961/HealthCaresClimateFootprint_092319.pdf (Zugriff am 15.10.2024).
Helmholtz Zentrum für Umweltforschung (undatiert). Auf eine andere Art mit der Welt in Beziehung treten. Ein Interview mit dem Jenaer Soziologen Prof. Dr. Hartmut Rosa. https://www.ufz.de/index.php?de=47233 undatiert (Zugriff am 15.10.2024).
Hickman, C., Marks, E., Pihkala, P., Clayton, S., Lewandowski, E. R., Mayall, E. E., Wray, B., Mellor, C., van Susteren, L. (2021). Climate anxiety in children and young people and their beliefs about government responses to climate change: a global survey. The Lancet Planetary Health, 5 (12), E863–873. https://www.thelancet.com/journals/lanplh/article/PIIS2542-5196(21)00278-3/fulltext (Zugriff am 15.10.2024).
Hoebel, J., Nowossadeck, E., Michalski, N., Baumert, J., Wachtler, B., Tetzlaff, F. (2024). Sozioökonomische Deprivation und vorzeitige Sterblichkeit in Deutschland 1998–2021. Eine ökologische Studie mit What-if-Szenarien der Ungleichsreduktion. Bundesgesundheitsbl 67 (5), 528–537.
Hudde, A. (2023). Seven Decades of Gender Differences in German Voting Behavior. Köln Z Soziol 75, 143–170. https://doi.org/10.1007/s11577-023-00904-4 (Zugriff am 23.10.2024).
IMPP (2021). Klimafolgen und Diversity in den medizinischen Staatsexamina verankern. https://www.impp.de/informationen/presse/id-2021.html (Zugriff am 10.10.2024).
Klar M., Kasser, T. (2009). Some Benefits of Being an Activist: Measuring Activism and Its Role in Psychological Well-being. Political Psychology, 30 (5), 755–777.
klimafakten.de (2021). »Zu vertraut, um sich wie Fiktion anzuhören«. Eine Klimaforscherin als Romanfigur. https://www.klimafakten.de/kommuni-

kation/zu-vertraut-um-sich-wie-fiktion-anzuhoeren-eine-klimaforscherin-als-romanfigur (Zugriff am 15.10.2024).
klimafakten.de (2022). Über Klima sprechen. Das Handbuch. Oekom-Verlag. https://klimakommunikation.klimafakten.de/download-handbuch/ (Zugriff am 12.10.2024).
Klingen, N., Schiebler, P. (2022). ACTion fürs Klima. Die Behandlung der Klimakrise mithilfe der Akzeptanz- und Commitment-Therapie. In K. van Bronswijk, C. M. Hausmann (Hrsg.), Climate Emotions. Klimakrise und psychische Gesundheit (S. 299–322). Gießen: Psychosozial-Verlag.
KLUG – Deutsche Allianz Klimawandel und Gesundheit e. V. (2024). Planetary Health. https://www.klimawandel-gesundheit.de/planetary-health/ (Zugriff am 15.10.2024).
Kompetenznetz Einsamkeit (2024). Factsheet – Einsamkeit in Deutschland. https://www.bmfsfj.de/resource/blob/240424/9ecd4971c03a49960f-102d161c4bab7b/20240530-factsheet-strategie-gegen-einsamkeit-data.pdf (Zugriff am 23.10.2024).
krautreporter (2022). Interview von Bent Freiwald mit Wolfgang Gründinger, 21.04.2022: »Die meisten Politiker:innen machen, was die Alten wollen«. https://krautreporter.de/kinder-und-bildung/4365-die-meisten-politiker-innen-machen-was-die-alten-wollen (Zugriff am 16.10.2024).
Krautwig, T., Krieger, A. (2022). Planetare Grenzen. Neun Leitplanken für die Zukunft. https://helmholtz-klima.de/planetare-belastungs-grenzen (Zugriff am 15.10.2024).
Kristof, K. (2020). Wie Transformation gelingt. Erfolgsfaktoren für den gesellschaftlichen Wandel. München: Oekom Verlag.
Kroll, L. E., Müters, S., Lambert, T. (2016). Arbeitslosigkeit und ihre Auswirkungen auf die Gesundheit: Ein Überblick zum Forschungsstand und zu aktuellen Daten der Studien GEDA 2010 und GEDA 2012. Bundesgesundheitsblatt – Gesundheitsforschung – Gesundheitsschutz, 59 (2), 228–237.
Lamb, W. F., Mattioli, G., Levi, S., Timmons Roberts, J., Capstick, S., Creutzig, F., Minx, J. C., Müller-Hansen, F., Culhane, T., Steinberger, J. K. (2020). Discourses of Climate Delay. Global Sustainability, 3, e17. https://www.cambridge.org/core/journals/global-sustainability/article/discourses-of-climate-delay/7B11B722E3E3454BB6212378E32985A7 (Zugriff am 26.10.2024).
Lampert, T., Hoebel, J., Kuntz, B., Müters, S., Kroll, L. E. (2017). Gesundheitliche Ungleichheit in verschiedenen Lebensphasen. Robert-Koch-Institut, Berlin. https://doi.org/10.1007/s00103-019-03009-6 (Zugriff am 15.10.2024).
Lampert, T., Kuntz, B. (2019). Auswirkungen von Armut auf den Gesundheitszustand und das Gesundheitsverhalten von Kindern und Jugendlichen. Bundesgesundheitsblatt, 62, 1263–1274.
Lawrence, M., Homer-Dixon, T., Janzwood, Rockström, J., Renn, O., Donges, J. F. (2024). Global polycrisis: the causal mechanisms of crisis entanglement. Global Sustainability, 7:e6. doi:10.1017/sus.2024.1.
Lee, M. J., McLean, K. E., Kuo, M., Richardson, G. R. A., Henderson, S. B. (2023). Chronic Diseases Associated With Mortality in British Columbia, Canada

During the 2021 Western North America Extreme Heat Event. https://agupubs.onlinelibrary.wiley.com/doi/10.1029/2022GH000729 (Zugriff am 15.10.2024).
Liu, J., Varghese, B., Hansen, A., Bi, P. (2021). Effects of high temperatures on poor mental health outcomes: a systematic review and meta-analysis. European Journal of Public Health, 31: iii242-iii242.
Lott, Y., Bünger, P. (2023). Mental Load. WSI Report, Düsseldorf. https://www.boeckler.de/de/faust-detail.htm?sync_id=HBS-008679 (Zugriff am 23.10.2024).
Macha, K. (2024). Lesbos Mavrovouni Camp – Eindrücke einer Psychotherapeutin. https://www.dgvt-bv.de/aktuell/news-details/lesbos-mavrovouni-camp-eindruecke-einer-psychotherapeutin/ (Zugriff am 17.10.2024).
Marcuse, H. (1963). Das Veralten der Psychoanalyse. In ders., Kultur und Gesellschaft 2 (S. 85–106). Frankfurt a. M.: Suhrkamp.
Maschong, H., Gutberlet, P., Oehmichen, N., Peter, F., Schuschke, A. (2024). Politische Neutralität in gesellschaftlichen Krisensituationen? Zur Verantwortung von Schulen und Lehrkräften. https://www.psycharchives.org/en/item/5c90b27b-d702-4076-9d7e-f06b6a4ca26c (Zugriff am 21.10.2024).
Maslow, A. H. (1961). Eupsychia – The Good Society. Journal of Humanistic Psychology, 1(2), 1–11.
Mau, K. (2024). Das Ende der Erschöpfung. Wie wir eine Welt ohne Wachstum schaffen. Innsbruck: Löwenzahn.
Mau, S. (2024). Ausgebremste Demokratisierung. Aus Politik und Zeitgeschichte. Zeitschrift der Bundeszentrale für politische Bildung, 74, 33–35. Fokus Ostdeutschland, 9–14.
Mau, S., Lux, T., Westhäuser, L. (2023). Triggerpunkte: Konsens und Konflikt in der Gegenwartsgesellschaft. Warum Gendersternchen und Lastenfahrräder so viele Menschen triggern. Berlin: Suhrkamp Verlag.
Max-Planck-Gesellschaft (2020). Ratten praktizieren Teamwork. https://www.mpg.de/15417356/ratten-gruppe-labyrinth (Zugriff am 15.10.2024).
Meier-Gräwe, U. (2020). Wirtschaft neu ausrichten. Wege in eine Care-zentrierte Ökonomie. Bundeszentrale für politische Bildung (bpb). https://www.bpb.de/shop/zeitschriften/apuz/care-arabeit-2020/317855/wirtschaft-neu-ausrichten/ (Zugriff am 23.10.2024).
Meininger, J., Ashour, R., Dohm, L. (2023). Empfehlungen zur Berichterstattung über die Klimakrise aus psychologischer Sicht. www.medienleitfaden-klima.de (Zugriff am 10.10.2024).
Meißner, T. (2022). Zu viele Operationen an der Wirbelsäule und an großen Gelenken. Medizin aktuell, 38, 17. https://link.springer.com/article/10.1007/s00940-022-3381-9 (Zugriff am 16.10.2024).
Metzen, D., Ocklenburg, S. (2023). Artensterben, Ökosysteme und psychische Gesundheit. Die Psychologie und Neurowissenschaft der Klimakrise (essentials). Berlin/Heidelberg: Springer. https://doi.org/10.1007/978-3-662-67365-2_7 (Zugriff am 16.10.2024).
Mierau, S. (2024). Instagram-Beitrag vom 27.09.2024. https://www.instagram.com/p/DAaZyuyBRIT/?igsh=czRkbTliazN3cTU5 (Zugriff am 16.10.2024).

More in Common (2021). Einend oder spaltend? Klimaschutz und gesellschaftlicher Zusammenhalt in Deutschland. https://www.moreincommon.de/media/13ip5esl/more_in_common_studie_klima_zusammenhalt.pdf (Zugriff am 12.10.2024).

NABU (2018). Starenschwärme. Synchrones Navigieren durch die Luft. https://www.nabu.de/tiere-und-pflanzen/aktionen-und-projekte/vogel-des-jahres/star/infos/23231.html (Zugriff am 25.10.2024).

Newman, N., Fletcher, R., Robertson, C. T., Ross Arguedas, A., Kleis Nielsen, R. (2024). Reuters Institute Digital News Report 2024. https://reutersinstitute.politics.ox.ac.uk/sites/default/files/2024-06/RISJ_DNR_2024_Digital_v10%20lr.pdf (Zugriff am 26.10.2024).

Oberst, C., Lerbs, O. & Hiller, N. (2024). »Generation Miete«: Junge Menschen wohnen seltener im Eigenheit. Pressemitteilung des Instituts der deutschen Wirtschaft. https://www.iwkoeln.de/presse/pressemitteilungen/christian-oberst-junge-menschen-wohnen-seltener-im-eigenheim.html (Zugriff am 15.10.2024).

Otto, I. M., Donges, J. F., Cremades, R., Bhowmik, A., Hewitt, R. J., Lucht, W., Rockström, J., Allerberger, F., McCaffrey, M., Doe, S. S. P., Lenferna, A., Morán, N., van Vuuren, D. P., Schellnhuber, H. J. (2020). Social tipping dynamics for stabilizing Earth's climate by 2050. Proceedings of the National Academy of Sciences, 117 (5), 2354–2365. https://www.pnas.org/doi/10.1073/pnas.1900577117 (Zugriff am 17.10.2024).

Oxfam (2020). Confronting Carbon Inequality: Putting climate justice at the heart of the COVID-19 recovery. Oxfam Media Briefing. https://www.oxfam.de/system/files/documents/media_brief_-_english_-_confronting_carbon_inequality_-_embargoed_21_september_2020.pdf (Zugriff am 15.10.2024).

PACE – Planetary Health Action Survey (2023). Sonderthema: Hitze. https://projekte.uni-erfurt.de/pace/_files/PACE_W15-2.pdf (Zugriff am 15.10.2024).

Peter, F., Calvano, C., Asbrand, J., Simion, F., Dohm, L. (2023). Junge Menschen ohne Lobby? Eine Bestandsaufnahme zur Berücksichtigung der Interessen von Kindern und Jugendlichen in Deutschland. report psychologie, 5, 35–39.

Peter, F., Nießen, P. (2022). Resilienz als Konzept für die Klimakrise. Ein Weg zu einem ganzheitlichen Resilienzverständnis. In K. van Bronswijk, C. M. Hausmann (Hrsg.), Climate Emotions. Klimakrise und psychische Gesundheit (S. 229–256). Gießen: Psychosozial-Verlag.

PIK – Potsdam-Institut für Klimafolgenforschung (2024). Kippelemente – Großrisiken im Erdsystem. Aktueller Forschungsstand: Kippelemente. https://www.pik-potsdam.de/de/produkte/infothek/kippelemente (Zugriff am 15.10.2024).

Plan International (2023). Spannungsfeld Männlichkeit. So ticken junge Männer zwischen 18 und 35 Jahren in Deutschland. Plan International Deutschland e. V.

Poulakos, I. (2023). Deutschland auf der Flucht vor der Wirklichkeit. https://www.rheingold-marktforschung.de/gesellschaft/deutschland-auf-der-flucht-vor-der-wirklichkeit/ (Zugriff am 26.10.2024).

Prescott, S. L., Logan, A. C., Albrecht, G., Campbell, D. E., Crane, J., Cunsolo, A., Holloway, J. W., Kozyrskyj, A. L., Lowry, C. A. Penders, J., Redvers, N., Renz, H., Stokholm, J., Svanes, C., Wegienka, G. (2018). The Canmore Declaration: Statement of Principles for Planetary Health. Challenges, 9 (2), 31.
Prins, S. J., Bates, L. M., Keyes, K. M., Muntaner, C. (2015). Anxious? Depressed? You might suffer from capitalism. Sociology of Health & Illness, 37 (8), 1352–1372. https://onlinelibrary.wiley.com/doi/full/10.1111/1467-9566.12315 (Zugriff am 15.10.2024).
Public Interest Research Centre (2014). Die gemeinsame Sache. Ein Handbuch zu Werten und Deutungsrahmen. https://www.diegemeinsamesache.org/home/das-handbuch/ (Zugriff am 17.10.2024).
Pudlatz, M. (2023). Klimaresilienz aufbauen. Was Psychotherapeutinnen und Psychotherapeuten beitragen können. Berlin: Springer essentials.
Psy4F – Psychologists/Psychotherapists for Future (2022). Mit Kindern über die Klimakrise reden. https://www.psy4f.org/wp-content/uploads/2023/08/Mit-Kindern-ueber-die-Klimakrise-reden.pdf (Zugriff am 15.10.2024).
Quarks (2024). Bringen Windräder Tod und Krankheit? Der Fall »Vernunftkraft«. Quarks Science-Cops, Folge 12. https://www.quarks.de/podcast/science-cops-bringen-windraeder-tod-und-krankheit/ (Zugriff am 17.10.2024).
Redelfs, M. (2021). Greenpeace-Recherche: Lobbyisten führen Kreuzzug gegen Windkraft. https://www.greenpeace.de/ueber-uns/leitbild/investigative-recherche/netz-windkraftgegner (Zugriff am 17.10.2024).
RKI – Robert Koch Institut (2001). Beiträge zur Gesundheitsberichterstattung des Bundes. Der Lebensverlängerungsprozess in Deutschland. Stand – Entwicklung – Folgen. https://www.gbe-bund.de/pdf/lebensverlaengerungsprozess.pdf (Zugriff am 15.10.2024).
Robinson, K. S. (2021). Das Ministerium für die Zukunft. Heyne, München.
Rockström, J., Steffen, W., Noone, K., Persson, A., Chapin III, F. S., Lambin, E. F., Lenton, T. M., Scheffer, M., Folke, C., Schellnhuber, H. J., Nykvist, B., de Wit, C. A., Hughes, T., van der Leeuw, S., Rodhe, H., Sörlin, S., Snyder, P. K., Costanza, R., Svedin, U., Falkenmark, M., Karlberg, L., Corell, R. W., Fabry, V. J., Hansen, J., Walker, B., Liverman, D., Richardson, K., Crutzen, P., Foley, J. A. (2009). A safe operating space for humanity. Nature, 461, 472–475. https://doi.org/10.1038/461472a (Zugriff am 15.10.2024).
Rohde, G. (2008). Der Einfluss von Luftverschmutzung und Klimawandel auf Lungenerkrankungen. Dtsch Med Wochenschr 2008, 133 (14), 733–736.
Rohwetter, A. (2019). Wege aus der Mitgefühlsmüdigkeit. Weinheim: Beltz.
Römer, J., Herrmann, A., Molkentin, K., Müller, B. S. (2024). Application of Motivational Interviewing in climate-sensitive health counselling – A workshop report. Zeitschrift für Evidenz, Fortbildung und Qualität im Gesundheitswesen, 189, 50–54. https://doi.org/10.1016/j.zefq.2024.07.003 (Zugriff am 26.10.2024).
RUB – Ruhr Universität Bochum (2024). Netzwerk will psychische Gesundheit von Kindern verbessern. https://news.rub.de/presseinformationen/wissenschaft/2024-03-04-psychologie-netzwerk-will-psychische-gesundheit-von-kindern-verbessern (Zugriff am 17.10.2024).

Schmidt, J. (2021). Fünf Tipps gegen Refluxbeschwerden. CME, 18, 31. https://doi.org/10.1007/s11298-021-1898-1 (Zugriff am 29.10.2024).
Schnell, T. (2020). Psychologie des Lebenssinns (2. Aufl.). Berlin: Springer.
Schulz, C., Herrmann, M. (2021). Planetary Health. In C. Traidl-Hoffmann, C. Schulz, M. Herrmann, B. Simon (Hrsg.), Planetary Health. Klima, Umwelt und Gesundheit im Anthropozän. Berlin: Medizinisch Wissenschaftliche Verlagsgesellschaft.
Schumacher, K., Wolff, F., Cludius, J., Fries, T., Hünecke, K., Postpischil, R., Öko-Institut Freiburg/Darmstadt/Berlin (2019). Arbeitszeitverkürzung – gut fürs Klima? Treibhausgasminderung durch Suffizienzpolitiken im Handlungsfeld »Erwerbsarbeit«. https://www.umweltbundesamt.de/sites/default/files/medien/1410/publikationen/2019-09-05_texte_105-2019_energieverbrauchsreduktion_ap1_erwerbszeitreduzierung_final.pdf (Zugriff am 31.10.2024).
Schwartz, S. E. O., Benoit, L., Clayton, S., Parnes, M. F., Swenson, L., Lowe, S. R. (2022). Climate change anxiety and mental health: Environmental activism as buffer. Current Psychology, 42 (3), 1–14.
Shabahang, R., Hwang, H., Thomas, E. F., Aruguete, M. S., McCutcheon, L. E., Orosz, G., Khanzadeh, A. A. H., Chirani, B. M., Zsila, A. (2024). Doomscrolling evokes existential anxiety and fosters pessimism about human nature? Evidence from Iran and the United States. Computers in Human Behavior Reports,15, 100438, https://doi.org/10.1016/j.chbr.2024.100438 (Zugriff am 27.10.2024).
Speck, A. (2024). Warum Gen Z und Babyboomer im Job aneinander verzweifeln. https://www.springerprofessional.de/konfliktmanagement/diversitaetsmanagement/warum-gen-z-und-babyboomer-im-job-aneinander-verzweifeln/27011004 (Zugriff am 15.10.2024).
statista (2024). Wählerprofil der AfD nach Altersgruppen und Geschlecht im Mai 2024. https://de.statista.com/statistik/daten/studie/1468698/umfrage/waehlerprofil-der-afd-nach-altersgruppen-und-geschlecht/ (Zugriff am 23.10.2024).
Strobl, N. (2023). Die Rolle der Psy4F im von Neuen Rechten beeinflussten öffentlichen Diskurs. Vortrag und Diskussion am 25.06.2024.
Suhari, M. (2016). Transformation von Energielandschaften an der Nordseeküste: Ein explorativer Vergleich der Diffusion und Governance des Windenergieausbaus in Deutschland, Dänemark und den Niederlanden. In A. Engels (Hrsg.), Global Transformations Towards a Low Carbon Society, No. 13 (Working Paper Series). Hamburg: Universität Hamburg.
tagesschau (2024). Studie zählt mehr als 47.000 Hitzetote. 13.08.2024. https://www.tagesschau.de/ausland/europa/hitzetote-studie-europa-100.html (Zugriff am 15.10.2024).
taz (2022). Hartmut Rosa im Gespräch. Die Zukunft ist nicht zu sehen. https://taz.de/Hartmut-Rosa-im-Gespraech/!vn5902948/ (Zugriff am 15.10.2024).
Traidl-Hoffmann, C., Schulz, C., Herrmann, M., Simon, B. (Hrsg.) (2021). Planetary Health. Klima, Umwelt und Gesundheit im Anthropozän. Berlin: Medizinisch Wissenschaftliche Verlagsgesellschaft.

Traidl-Hoffmann, C. (2021). Dermatologie. In C. Traidl-Hoffmann, C. Schulz, M. Herrmann, B. Simon (Hrsg.), Planetary Health. Klima, Umwelt und Gesundheit im Anthropozän. Berlin: Medizinisch Wissenschaftliche Verlagsgesellschaft.

Uexküll, T. v. (1990). Psychosomatische Medizin (4. Aufl.). München: Urban & Schwarzenberg.

Umweltbundesamt (2024). »Grüne Eliten gegen den Volkswillen«: Populistische Narrative im Bereich der Umweltpolitik. https://www.umweltbundesamt.de/sites/default/files/medien/11850/publikationen/populismus_factsheet_v2.pdf (Zugriff am 23.10.2024).

Uniklinikum Dresden (2024). Anästhesie am Uniklinikum Dresden verzichten auf klimabelastendes Narkosegas. https://www.uniklinikum-dresden.de/de/presse/aktuelle-medien-informationen/anaesthesie-am-uniklinikum-dresden-verzichtet-auf-klimabelastendes-narkosegas (Zugriff am 22.10.2024).

Wakida, E. K., Obua, C., Haberer, J. E., Bartels, S. J. (2023). Enhancing the Capacity of Providers in Mental Health Integration (ECaP-MHI) in Rural Uganda: The Adaptation Process. Journal of multidisciplinary healthcare, 16, 387–396. https://doi.org/10.2147/JMDH.S401495 (Zugriff am 20.10.2024).

Wartke, B. (undatiert). Das Land, in dem ich leben will. https://www.bodowartke.de/medien/746 (Zugriff am 05.12.2024).

WBGU – Wissenschaftlicher Beirat der Bundesregierung Globale Umweltveränderungen (2011). Hauptgutachten. Welt im Wandel. Gesellschaftsvertrag für eine Große Transformation. Berlin: WBGU.

WEF – World Economic Forum (2022). Winning the Race to Net Zero: The CEO Guide to Climate Advantage. Insight Report. www3.weforum.org/docs/WEF_Winning_the_Race_to_Net_Zero_2022.pdf (Zugriff am 15.10.2024).

WHO – World Health Organisation (2023). Climate Change. www.who.int/news-room/ fact-sheets/detail/climate-change-and- health (Zugriff am 02.06.2024).

WHO – World Health Organisation. (2021). Comprehensive mental Health Action Plan 2013–2030. World Health Organisation.

Willke, H. (2023). Klimakrise und Gesellschaftstheorie. Zu den Herausforderungen und Chancen globaler Umweltpolitik. Frankfurt a. M.: Campus-Verlag.

World Economic Forum (2024). Global Risk Report 2024. https://www.weforum.org/publications/global-risks-report-2024/digest/ (Zugriff am 17.10.2024).

Wray-Lake L., DeHaan C. R., Shubert J., Ryan R. M. (2017). Examining links from civic engagement to daily well-being from a self-determination theory perspective. The Journal of Positive Psychology, 14 (2), 166–177, https://doi.org/10.1080/17439760.2017.1388432 (Zugriff am 15.10.2024).

Wullenkord, M. C. (2022). From denial of facts to rationalization and avoidance: Ideology, needs, and gender predict the spectrum of climate denial. Personality and Individual Differences, 193, 111616. https://doi.org/10.1016/j.paid.2022.111616 (Zugriff am 16.10.2024).

Yalom, I. D. (2005). Existenzielle Psychotherapie. Bergisch Gladbach: Kohlhage.

Yalom, I. D. (2002). Der Panama-Hut oder Was einen guten Therapeuten ausmacht. München: btb Verlag.
Zagorscak P., Knaevelsrud C. (2019). Online-Therapie. In S. Schneider, J. Margraf (Hrsg.), Lehrbuch der Verhaltenstherapie (Bd. 3, 233–247). Berlin/Heidelberg: Springer. https://doi.org/10.1007/978-3-662-57369-3_15 (Zugriff am 17.10.2024).
ZEIT Online (2024). Gegen das furchtbare Gefühl, gar keine Zukunft zu haben. Krisenpodcast »Auch das noch?«: Gegen das furchtbare Gefühl, gar keine Zukunft zu haben | ZEIT ONLINE (Zugriff am 19.11.2024).